CARE

Good Care ,
Good Living

CARE

Good Care ,
Good Living

CARE
Good Care ,
Good Living

CARE
Good Care ,
Good Living

CARE
Good Care ,
Good Living

care 29
牙周病，真會要人命

作　　者：林保瑩
插　　畫：小瓶仔
責任編輯：劉鈴慧
美術設計：何萍萍
封面設計：顏一立
校　　對：陳佩伶
法律顧問：董安丹律師、顧慕堯律師
出 版 者：大塊文化出版股份有限公司
　　　　　台北市10550南京東路四段25號11樓
　　　　　www.locuspublishing.com
讀者服務專線：0800-006689
TEL：(02) 87123898　FAX：(02) 87123897
郵撥帳號：18955675
戶　　名：大塊文化出版股份有限公司
版權所有　翻印必究

總 經 銷：大和書報圖書股份有限公司
地　　址：新北市新莊區五股工業區五工五路2號
　　　　　TEL：(02) 89902588 (代表號)　FAX：(02) 22901658
製　　版：瑞豐實業股份有限公司
初版一刷：2013年11月
初版三刷：2018年2月
定　　價：新台幣280元
ISBN：978-986-213-469-6
Printed in Taiwan

牙周病，眞會要人命

作者：林保瑩

目錄

序

牙醫師，
該成為系統疾病的前哨站

林保瑩 / 自序

　　百忙中抽空，很用心的寫下這本書，希望讓更多的讀者朋友們知道，牙周病與系統性疾病是有極大相關性的，這不只是牙周病患者一定要知道的事證！

　　根據我 25 年的牙周專科執業生涯，一路走來，有感於民眾對牙周病的認識不足、知識混淆、電視媒體報導的資訊又似是而非，牙周病雖不至於「總有一天等到你」，但是 10 個成年人裡就有 9 個要面對它，是口腔的高感染性疾病也是成年人缺牙的主要原因。

　　1989 年時，日本就已經提出 80 歲時仍保有 20 顆牙的「80/20 全民保健觀念」，至今已歷 20 多個年頭，日本目前的數據是「80/16」。中國也曾於同年提出 9 月 20 日為「愛牙日」的活動，提升民眾對於口腔健康的認知；世衛組織 WHO 於 2001 年，呼應了日本「80/20」的活動，

希望全世界一起來重視保養自然牙的概念。

WHO 又於 2004 年，提出控制及管理慢性病需要同時預防牙周病的觀念，台灣則遲至 2009 年才提出「70/20」的政策，並訂定 10 月為「全民口腔健康月」。

為了趕上世界的腳步，應該要有一本牙周病的參考工具書正本清源，讓一般民眾也能輕鬆閱讀、簡單理解，進而建立正確的知識觀念去惑解疑。而這本書，正是我針對牙周病的患者，建立信心，朝正確的方向去執行，去除口腔健康的心頭大患，同時也為預防牙周病做努力。

所謂病從口入，可以從兩個角度來看：以前是形容因為「吃到不好的東西」，而影響了身體健康；另一個角度，就是指「口腔裡的感染」。口腔裡有許多種細菌，主要是牙周病的細菌有可能會影響到全身健康！這不是危言聳聽，許多國外的研究顯示牙周病影響的，不只是口腔牙周組織的發炎而已，更是造成全身性疾病的危險因子。

目前正在進行的研究顯示，癌症、肥胖、不孕症及骨質疏鬆症等，也可能與牙周病有掛鉤。患有牙周病的病

人：中風的機率是一般人的 3 倍；罹患心血管疾病的機率，是一般人的 2 倍；牙周病婦女產下過輕早產兒的機率，是一般婦女的 7.5 倍。牙周病也已經被醫學研究證實，與血管硬化是有相關的，所帶來的後續效應，除了細菌的全身性遊走之外，也會造成許多慢性疾病一開始不容易察覺，但越是這種日積月累的影響，越是不可小覷！

美國醫學會在 2008 年發表了一篇文章，特別提到牙周病與全身系統性疾病的關聯；呼籲每位來牙醫科求診的病患要特別注意自身的口腔健康，並且督促牙醫們必須教導與提醒病患「如何及早發現牙周病的徵兆」。這使得牙醫師順理成章成為系統疾病的前哨站，牙醫師必須學習與其他科的醫師共同合作，給患者最適切的治療方式，做全身性的醫療防護。

因此我們不能再單純地將牙周炎視為僅是「口腔疾病牙周炎」，事實上牙周炎可能是來攪亂全身系統性疾病的幫兇，所以我希望讀者朋友與牙醫界的同業們，大家都可以多關注牙周病的殺傷力，為身體的健康把關多份了解。

我在書中提出牙周病的面面觀，從如何判斷是否罹患牙周病、門診治療須知，到如何做居家照護，希望藉此澄

清一些錯誤的觀念及迷思，且深入淺出地提供全方位的對策與守則。最後期許讀者朋友們，在閱讀完此書後，請千萬別輕忽了牙周病的難纏與復發，牙周病是可以找到合適的專科醫師來做正確治療的。

　　在此，要感謝家人、同事及好友，提供許多寶貴的建議及鼓勵；特別謝謝劉鈴慧主編，使讀者有了可讀的相貌；蔡育臻小姐的費時，勞心將語音檔辛苦的文字化；感謝插畫家小瓶仔的用心，讓讀者藉由圖像更能一目了然牙周病的來龍去脈，最後謝謝大塊文化公司，讓我能將畢生使命分享給大眾。對我而言，當醫生照顧好病人的牙齒健康，也就照顧好了有品質的一生。

　　祝福大家，擁有快樂、璀璨的笑容！

我們的口腔

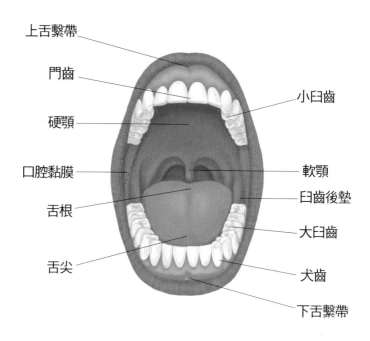

上舌繫帶

門齒

硬顎

口腔黏膜

舌根

舌尖

小臼齒

軟顎

臼齒後墊

大臼齒

犬齒

下舌繫帶

導讀

牙周病
全身系統性疾病的兇手之一

　　「牙周」是形容支持牙齒穩固的周圍組織，「牙周病」就是破壞支持組織的疾病；牙周病初期，是無聲無息沉默的侵襲造反，直到發病時人們才驚覺要甩掉它並不容易。

　　成年人最常造成牙齒缺失的主要原因便是牙周病，特別是國人受到唐朝文學家韓愈的影響，享年 57 歲的他，在年僅 36 歲之際，寫下〈祭十二郎文〉中提到：「吾年未四十，而視茫茫，而髮蒼蒼，而齒牙動搖……」一文，在同年寫下〈落齒〉詩中提到：「去年落一牙，今年落一齒。俄然落六七，落勢殊未已。餘存皆動搖，盡落應始止。」最後又感慨「人言齒之落，壽命理難恃」，讓我們先入爲主的以爲牙齒搖動，甚至掉牙在生命的過程中，本來就是自然的老化現象；這是個多麼錯誤的觀念！

　　很多人認爲只要好好刷牙就可以預防牙周病，我不得

不提醒：這樣一廂情願的想法並不夠周全！牙周病是有宿命論的，與遺傳基因相關，如果父母親或是隔代的祖父母曾罹患牙周病，宿主罹患牙周病的比例就會高，再加上後天保養不當，更容易產生牙周病。

　發生牙周病時的牙周囊袋，是一個持續性的傷口，提供牙周致病菌一個溫床，若不接受適當治療，致病菌達到一定量時，便會使感染情況擴大，導致最終的齒牙動搖。這就像人體其他的感染一樣，細菌由傷口侵入，造成紅、腫、熱、痛的感染症狀；在持續一段時間之後，也許人體的免疫系統會征服細菌，使傷口得以短暫控制。但在「慢性、持續性的感染」中，免疫系統卻無法完全消滅細菌。

—— 令人震驚的事實 ————————————

　牙周病影響的不只是牙齒的健康，牙周病是一種細菌感染，細菌及其副產物會跟隨著血液循環，從口腔蔓延到身體的其他器官，造成全身主要器官的負擔，加重原有疾病的惡化。

　　牙周病已經被醫學研究證實，與糖尿病和血管硬化是有相關的，所帶來的後續效應，除了細菌的全身性遊走之外，也會在潛移默化中惡化許多慢性疾病，這種日積月累的影響不可小覷！

　　牙菌斑最快會在 90 秒內，隨著血液全身暢行，有可能停留在抵抗力較弱的器官上，而影響糖尿病的控制，以及造成心臟瓣膜疾病的擴大或惡化，還與呼吸道疾病、癌症、腎臟病有相關聯，甚至細菌會經過胎盤，停留在胎兒身上，造成體重減輕或早產的可能性。

　　這些都有許多研究報告的依據，證實牙周病與全身性疾病有關聯性，我不敢斷言只要有牙周病，就一定會有系統性疾病，但是對已經有系統性疾病問題的人而言，加上罹患牙周病，就必須警覺牙菌斑會隨血液循環，持續禍延全身疾病的這個殘酷事實。

腦血管中風、
動脈硬化

急性細菌感染肺炎、
慢性阻塞肺部疾病

糖尿病

冠狀動脈硬化、心肌梗
塞、細菌性心內膜炎

胎兒早產

不孕症

骨質疏鬆

風濕性關節炎

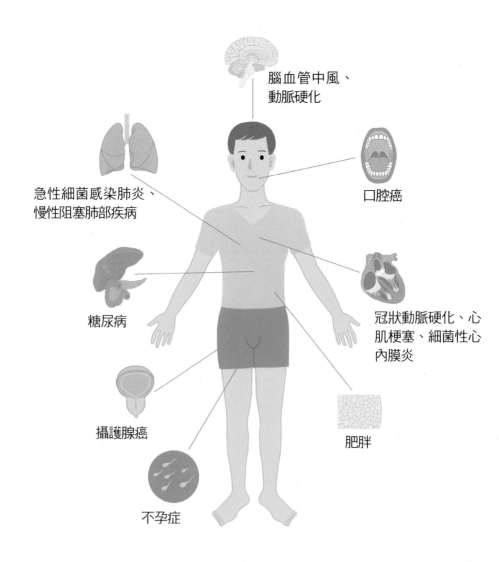

腦血管中風、
動脈硬化

口腔癌

急性細菌感染肺炎、
慢性阻塞肺部疾病

冠狀動脈硬化、心
肌梗塞、細菌性心
內膜炎

糖尿病

攝護腺癌

肥胖

不孕症

牙周病與心血管疾病

牙周疾病會造成心臟與血管的負擔，心臟與血管疾病在美國是致死疾病的第一名，在台灣也是名列前茅的殺手級疾病，特別是四五十歲以上的朋友，因為罹患牙周病導致心血管疾病的危險，比例比一般人要高出 2 倍多。所以如果同時患有牙周病及血壓問題，就是高危險群！

如果能有效控制牙周病，就能降低發生心肌梗塞或冠狀動脈症發生的機率，由於造成心肌梗塞或冠狀動脈症的血管動脈硬化（血栓），也有可能會轉移到腦部造成中風，所以牙周病的治療，也是防堵的動作之一。

牙周病與糖尿病的關係

糖尿病一直名列台灣人十大死因之內，因為血糖過高造成臟器受損的後遺症，會導致狹心症及心肌梗塞等疾病；而狹心症及心肌梗塞，又是國人死亡的前三大死因，綜觀這些都與糖尿病有相關聯。糖尿病的患者有三多，吃多、喝多、尿多；是一種很普遍的疾病，第一類是胰島性胰島素依賴型，屬於年輕性的糖尿病；第二類是非胰島素

依賴型，又稱為成人型糖尿病，患者通常在 45 歲以上體型肥胖的人。

　　許多研究中顯示：有糖尿病的患者，得牙周病的機率比一般人高出 2-3 倍，糖尿病是導致嚴重牙周病的危險因子！在臨床經驗中，有許多患者未察覺自己得到糖尿病，因此在治療過程中有些不良反應。

 —— 我建議有糖尿病的牙周病患者 ——————

　　先做抽血及驗尿的檢查，看是否血液中的血糖值有超標？患有糖尿病的牙周病患者，在接受治療時最好能將醣化血色素控制在 6.5 以內，這是接受治療的最好時機。

　　沒有控制好糖尿病的患者，在做治療時會有些口腔症狀，例如口角炎、口腔灼熱感、口水減少，甚至口腔的菌種改變，有可能產生黴菌感染的機會；這些免疫力下降的狀況，都會導致牙周病的破壞力更強。

　　在牙周病的現象裡，有多發性的膿腫，會產生牙齦腫

大的情形，以及牙齒容易搖動這些現象，可以經由牙周病的控制，來達到改善且一併控制好糖尿病。

如果牙科病人醣化血色素的控制高過標準值，醫師在治療時要減少侵入性的動作，例如拔牙或牙周手術；要先觀察高血糖患者的復原狀況，若血糖控制不良，有可能導致大血管及小血管疾病。大血管疾病就是影響心臟血管，容易造成狹心症及心肌梗塞；小血管疾病則是視網膜剝離、失明，血液循環不良，下肢截肢，或是影響傷口癒合，患者也容易被感染到其他的疾病。

當小嬰兒開始長乳牙之後

台灣人很怕看牙醫，即使現代絕大多數父母的牙齒保健觀念越來越正確；小朋友出生後約 6 個月左右開始長乳牙，這時父母親要幫忙照護，初期的階段父母可以拿紗布幫小朋友清潔，等到 3 歲後，小朋友有了自主能力，可模仿遊戲的玩耍方式，鼓勵他們使用牙刷。

6 歲後是進入最重要的牙齒保健階段，因為恆齒及乳齒更替是從 6 歲開始，生長出的第一顆大牙和門牙，是人類生命中牙齒生命周期最長，也是陪伴我們最久的牙齒。

雖然最不易清潔到的是生長在乳牙臼齒後面的 4 顆大牙，但是每顆牙齒都很重要，千萬不要只顧了前面，卻忘了後面，所以我認為 6 歲是開始注重牙齒照護的關鍵年齡。

很多父母都不很清楚這一點，牙齒保健真的是要「從小做起」，讓小朋友從小養成不怕看牙醫的習慣。現在有許多專看兒童的牙醫診所，運用明亮舒適、富童話色彩的看診環境，及專業的話術，幫助小朋友克服看診的恐懼，可以讓小朋友體會並累積看診經驗。

35 歲，是成人牙周病的好發期

由細菌學的觀點來看，35 歲後細菌的破壞能力會漸漸趨緩進入慢性，是成人最容易開始好犯牙周病的年齡，牙周病的細菌來自宿主本身原有的，雖然無法完全消滅，但是可以做很好的控制，使身體可以輕鬆應付即可。

牙周病分級

根據牙齦下的骨頭、也就是齒槽骨，遭到破壞的程度或是骨頭流失的嚴重性來分：

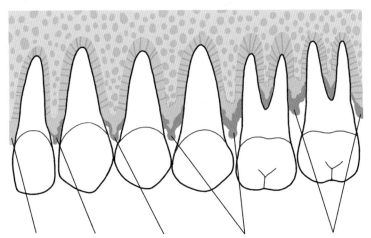

正常牙周　　牙齦炎　輕度牙周炎　中度牙周炎　重度牙周炎

　　由這張圖，各位朋友不難看出，牙周病會因不同的破壞程度，分不同等級，就如同電影，因不同影響程度也有分級制。當對牙周病分級有所了解後，可以使大家不致於對牙周初期的發病大驚小怪，或已病入膏肓卻漠不關心。早發現、早治療，更有助於對症下藥、擬訂醫療對策，再以積極的行動配合醫生的診治，如此一來，當然能完全掌握牙周病的變化與停損。

第一級：牙齦炎（Gingivitis）

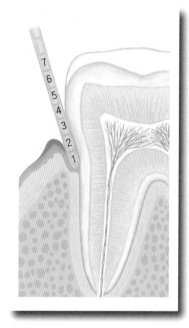

正常牙周，沒有紅腫發炎
現象。↓

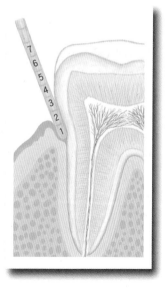

　　臨床上可見牙齦有些微腫脹現象，顏色稍呈鮮紅或深紅色。在這一階段的發炎因為仍未侵蝕齒槽骨，所以在 X 光片上沒有發現破壞。

　　症狀是刷牙時牙齦容易出血，做牙周探測檢查時，也會滲血。牙齦紅腫刷牙時會感到不適，可能會有輕微的口腔味道和異味感，牙齒與牙齒中間的牙齦（齦乳頭）會呈現鮮紅色、甚至深紅色的情形。

　　在牙齦與牙齒交接的地方，有形成一道溝槽，稱為牙齦溝，它的正常深度大約為 1-3 毫米。

　　這個地方會因為口腔衛生的不良，堆積食物殘渣，引起此處細菌大量的生長，形成所謂的牙菌斑。細菌本身和它所產生的毒素會滲入牙齦內造成發炎反應，使得牙齦的纖維組織鬆散，門戶大開，更增加牙菌斑入侵的機會。

　　牙菌斑如果不除去，會在口中逐漸鈣化變硬，形成牙結石，新的牙菌斑又會很快地在粗糙的牙結石表面上再形成，造成牙齦的發炎，導致刷牙會流血的現象。

第二級：輕度牙周炎（Mild periodontitis）

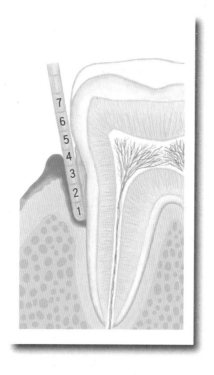

　　臨床上可見牙齦紅腫發炎的情形會持續表現，另外我們可於牙科 X 光片上見到牙齒周圍，齒槽骨初期被破壞的跡象，或牙周囊袋加深到 4 毫米。

一旦發生牙周炎還置之不理，會引發牙周病細菌像「無聲的殺手」，在口腔內不斷繁殖，進而破壞牙周組織，導致牙齦嚴重發炎、化膿、牙齒動搖，出現牙齒自然脫落或不得不拔除的後果。

當牙齦發炎持續性的存在，使得牙齦內的齒槽骨與牙周組織受到破壞時，牙齒與牙齦之間即漸漸分離形成一道裂縫，這種病態的環境，我們稱之為牙周囊袋。

一旦形成牙周囊袋，細菌和食物殘渣更容易在這種污穢的環境堆積，牙刷也不容易到達這麼深的地方，將裡面的細菌清除，因此發炎症狀會向更深層的牙周組織蔓延。當這種炎症促使牙齒周圍的齒槽骨也遭破壞時，便稱之為「牙周炎」。

輕度牙周炎的徵兆，用氣吹時，牙齦會稍微跟牙齒分離、會有出血、牙齦腫脹、發炎明顯，比牙齦炎更嚴重，連帶有口臭、異味感，輕度的牙周炎還會伴隨著輕微的骨頭吸收，在 X 光片中看到的是橫向的少量吸收，牙齦囊袋的深度是 4 毫米。

第三級：中度牙周炎（Moderate periodontitis）

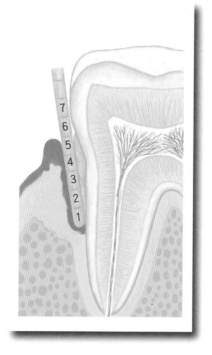

　　臨床上可見牙齦會持續的發炎，甚至有膿腫產生。有些牙齒會因牙齦的萎縮而使牙根暴露，有時會對冷熱敏感，牙齒可察覺些微搖動。X光片上可見牙齒周圍的齒槽骨被明顯破壞、甚或呈現不規則的凹陷，牙根大約僅剩三分之二留在齒槽骨內。

　　中度牙周炎會有牙齦腫脹、甚至膿腫的情形，由於牙齦有些萎縮，會讓牙齒看起來比較長，有些位於前牙區的牙齒會開始移位而產生縫隙。在 X 光片中看到的是橫向或斜向的骨頭破壞，口腔還是可能有異味、口臭的情形，牙齦囊袋的深度是 5-6 毫米。

　　當齒槽骨破壞的程度達牙根表面積 25％或牙根線性長度 33％時，則稱作中度牙周炎。當牙周韌帶破壞，齒槽骨喪失後，如果不能及時處理，牙周囊袋則會隨著骨頭的流失而有越來越深的可能性。

第四級：重度牙周炎（Severe periodontitis）

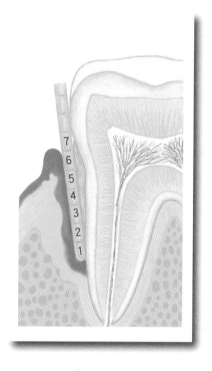

　　X 光片可見齒槽骨已有大量流失，牙周組織嚴重的遭
受破壞，臨床上可能有牙齒增大幅度的動搖，有些牙齒的
位置產生移位，牙縫變大，牙齒前暴甚至造成發音及口齒
不清的問題。

　　嚴重牙周炎牙齒搖動更劇烈，持續有口腔異味、口臭，因為患者口內常會有不定期的化膿腫大，使口臭的味道加劇。牙根裸露對冷熱會敏感，在 X 光片中看到的是橫向或斜向的骨頭破壞超過一半以上的牙根區域，牙齦囊袋的深度是 7 毫米以上，甚至會影響到咀嚼功能。最後牙齒可能遭到拔除或自動脫落。

　　因為入侵的細菌種類與造成蛀牙的好氧菌不同，屬厭氧菌，所以通常罹患牙周病的患者不太會有蛀牙，導致患者不會自主性發現牙齒已經產生疾病而主動投醫。提醒大家，其實牙周病有很多跡象，只要稍加留意，就能防範於未然。

頑抗型牙周炎

　　是指過去已經接受過牙周病的治療，即使之後仍維持定期回診及口腔保健習慣，但牙周病卻還是容易復發的類型。主要原因是致病細菌的破壞力超過身體的抵抗力，就算是只有少量細菌，仍有可能造成復發。這類型的患者需要更密集的回診，通常針對這類型的患者，牙醫師會投以抗生素，或是選擇可以改良體質的療法。

復發型牙周炎

65 歲的謝媽媽，是已經退休的老師，就診時發現患有局部重度慢性成人型牙周炎，有些微骨質疏鬆症，三年前曾接受過完整的牙周治療，但是治療後完全沒有再回診追蹤，這陣子又開始有些症狀出現。

「爲什麼接受牙周治療後，都沒有再來回診呢？特別是您的後牙區，已經有牙周病復發的情形。」

謝媽媽滿臉訝異：「我還以爲治療結束後，就可以從牙醫診所畢業了，回診喔？我以爲只是醫師對病人例行性的交代，所以也就沒放在心上啦，我現在只用牙刷，以前醫師教我用的牙間刷和牙線，都已經沒在使用了，牙周病原來是會復發的啊？」

牙周病，眞的會因個人口腔衛生的疏忽而復發，牙醫交代的回診，請一定要遵守。當牙周病的療程結束，如果患者誤以爲從此之後「根治」了牙周病，疏於口腔保健，也沒有定期回診接受追蹤，而產生牙周病復發，這類型是因爲個人的衛生習慣所導致而產生的牙周病，跟「頑抗型牙周炎」是因爲宿主本身的抵抗力而復發，病因是不相同的。

第一章

口腔衛教？僞教？還是畏教

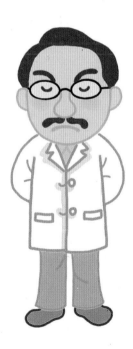

正確的口腔衛教，你從何處學習而來？靠媒體報導？廠商廣告？親友閒談？還是診所的牙醫助理或牙醫師？

有一個可供判斷的原則是：當你學會了正確觀念後，應該是可以更有自信的對口腔衛生做判斷，而不是反被似是而非的觀念混淆束縛，東怕西怕，惹出一口爛牙。

報導背後的眞相

在口腔衛教的觀念中，所謂的「Oral Physiotherapy」就是運用「KISS」：Keep It Simple and Straight forward 的原則，在最少的人力和時間內達到最大的功效，用最簡單、最直接的方法來維護口腔健康，才是眞正的口腔衛生教育的精神。

口腔衛教主要執行的內容是「牙菌斑控制」，「牙菌斑控制」的英文爲「Plaque Control」，是口腔衛教在牙周治療裡，或一般民眾學習口腔照護中，很重要的一環。牙菌斑控制包含建立「EMI」即教育、動機、指導的觀念：

● **E** 是 Education「觀念教導」，教育一般民眾及患者認知牙周疾病發生的原因與徵兆。

● **M** 就是 Motivation「強化動機」，用意是讓罹患牙周疾病的民眾了解並接受疾病的事實，使他們願意接受及

配合治療所需的步驟。

● I 就是 Instruction「指導說明」，也就是所謂的衛教主體，教導一般民眾或患者來執行清潔的工作。清潔可以由兩方面來看，一是每次該如何執行單次的清潔，另一方面是每日該如何完成數次的清潔。

———— 舉例來說 ————————————

◎曾有媒體報導，某些口腔清潔用品的成分會導致癌症的產生；或是用於填補蛀牙的銀粉在做動物實驗時，會產生神經毒的現象；甚至或是某些國外的研究指出，飲用可樂跟食物之後，容易產生酸蝕的現象，因此不適合在吃完飯 30 分鐘之內做刷牙的動作。

這些媒體曾公布銀粉與神經毒的關聯性，使得人們開始擔憂填補蛀牙的銀粉會產生銀汞蒸氣，造成神經毒，但我們其實應該要先了解，這是一個在山羊身上所做的實驗，被研究的目標對象是每天長期在磨牙的動物族群，反覆的磨牙，使得剛補完的銀粉發生汞中毒的情形會特別明

顯，再加上人類並不像山羊是會反芻型的動物，所以咀嚼的磨耗期絕對不似山羊的長時間。

　　我認為這些都是片面曲解、以訛傳訛的報導，首先民眾應該要先了解，此類型的實驗中「被研究的目標對象是誰」？這些與在人體身上發生的實際情形是不同的，因為人類通常被規範在填補完銀粉 24 小時之後，才能做咀嚼的動作，因此人體口腔內的銀粉填補物會產生如此神經毒的結論，是需要修正的。

　　◎某些口腔清潔用品的成分，被報導具有癌症的致病因，例如「二氯苯氧氯酚」Triclosan（抗菌劑的一種，被廣泛應用於肥皂、牙膏等日用化學品之中）的成分，在低劑量的使用下，並不至於對人體產生傷害，且獲得 FDA 認可為安全牙膏，下次我們在選用牙膏或填補材料時，也許可以用更客觀的態度去做判斷。

　　我認為任何藥物基本上對人體來說都是一種毒物，在使用藥物時，都要考慮安全劑量的問題，這些毒性在合理

劑量的範圍內，其實不至於對人體產生不良的影響。

◎前不久，比較熱門的討論是提倡大家在飯後 30 分鐘內不要刷牙，支持這項結論的研究指出，因爲飯後 30 分鐘內是口腔環境 pH 值最酸的時候，如果此時進行刷牙，有可能會酸蝕牙齒結構。

這項結論似乎與我們曾有的「刷牙 333」原則：「3 餐飯後，3 分鐘之內，要刷牙 3 分鐘」是相違背的，首先我們來討論此研究的背景；這是一份針對西方人所做的研究報告，國外大部分的民眾在用餐時多會選用酸性食品與飲品一同進食，例如可樂、紅酒或沙拉醬等等。

西方人的用餐習慣與大部分的東方人是不相同的，因此身爲東方人的台灣民眾，在聽到這樣的報導時，建議要深入了解研究背景，才能做較正確的評斷及選擇。

在此我要導正一些口腔衛教的誤解，其實在臨床研究中，一個牙周健康的人，要連續 30 天不刷牙，才會產生發炎的反應；如果說 24 小時不刷牙，只會在顯微鏡下看到較明顯的細菌增生現象；在 48 小時之後，可能才會看

到發炎的滲透物，即使如此也還不足以造成臨床上看到的變化。

◎爲什麼許多研究，都會提醒民眾要在吃完東西 3 分鐘內刷牙呢？這其實是牙膏及口香糖廠商的一種警覺行銷手法，他們強調吃完東西 3 分鐘內，口中酸性會增加，所以要趕快清潔，嚼口香糖中和口中酸性，酸性增加若是發生在正要蛀蝕的區域，也許才有後續影響。

若不是一早出門約會或開會，我會建議每日早上吃完早餐後及午餐後、晚上睡前，也就是約每 8 小時清潔一次，同時每次至少刷 2 至 5 分鐘，重點是建議各位讀者朋友：用 5 分鐘以上，來熟悉正確的刷牙方式！

如果各位讀者朋友，原本就擁有健康的牙周，牙菌斑要花很長的時間才會形成具酸蝕破壞的口腔環境，不過基於口腔照護的基本原則，以及可能你已身處即將被侵蝕的前線，再加上一頓飯的酸性物質，就成了造成蛀牙的最後一根稻草；我們當然還是要盡力避免各種形成口中蛀牙的

可能性。所以若要做出最佳的預防措施，如果能在每餐飯後刷牙當然很好，假如無法百分百恪守這樣的原則，只要盡力在用餐後的 12 小時內有做到有效清潔即可。

　　如果不是一早出門約會或開會，我會建議每日早上吃完早餐後及午餐後、晚上睡前，也就是約每 8 小時清潔一次，同時每次至少刷 2 至 5 分鐘，如果是新手，建議用 5 分鐘以上來熟悉正確的刷牙方式。

　　這些都是媒體報導所產生的連漪效應，如果給民眾錯誤的觀念，或甚至讓民眾害怕刷牙或不刷牙，那就是「口腔畏教」而不是「口腔衛教」了。

口腔衛生教育觀念比較表

	口腔衛教	口腔偽教	口腔畏教
定義	正確的觀念及教導	錯誤的觀念及教導	令人生畏的觀念及教導
頻率及時間	每天 2-3 次、每次 2-5 分鐘、每刷 2-3 個工具	飯後 3 分鐘內要刷、飯後 30 分鐘後才刷	吃喝完都要刷、刷越久越好、工具越多越好
牙刷	軟毛、刷頭大約 2-3 顆牙齒寬	越小越好	越軟越好
牙線	牙齦下 1 毫米即可	拉至頰側最低點	每清一縫換一段
牙間刷	順著牙齦先過縫，再回拉；牙縫太窄，不硬過	戳牙齦，推平進縫隙	每個縫都要過
牙線棒	牙周患者只要刷到接觸點下 1 毫米即可，有線渣即沖洗	牙周患者要清潔整個裸露的縫隙	線渣太多會影響清潔

	口腔衛教	口腔偽教	口腔畏教
按摩橡皮頭	硬才有按摩效果，按摩在臨床上的實用性不大	軟的也可	必須常按摩
牙膏	防蛀優先、抗菌其次、抗敏選用、擠平、少量即可	擠管徑大，牙刷頭長	有止血、殺菌等療效才買
漱口水	抗菌優先、防蛀、抗敏選用、最多 12 小時一次即可	取代刷牙	餐餐用

「新」觀念，不如「行」觀念

　　如果牙周病是發生在牙齦而已的輕度牙齦炎，在發病初期可以藉著醫師檢查時所教的正確刷牙方法加上洗牙，應該可以回復到完全健康的情形。

　　牙齦炎會偶發性的出血，但是很多時候這種現象也是會發生在牙周炎的患者身上。有牙周病區域若有骨頭破壞的時好時壞狀況，建議還是要定期就診檢查，讓醫生來判斷是否要給予治療。我們身體的知覺，不見得都能反映身體的現狀，一般來說只要有發生過出血的牙齦萎縮或牙根敏感現象，應該在疾病的初起就讓醫生來做檢查確認，是否有沒有嚴重的牙周炎產生。

──── 牙周炎是不會自己好起來的 ────────

　　牙周炎其實是不會自己好起來的，頂多只會緩和沒有更進一步的破壞，如果想要改善牙周炎，就必須靠醫生剷除產生牙周病的細菌和細菌的分身。所以說只有牙齦炎，可以靠正確的刷牙方式好起來，牙周炎還是必須透過定期就醫檢查來改善。

　　細菌感染的牙周炎，會產生紅、腫、熱、痛的現象，紅是牙齦在外觀上產生紅紅的反應或牙齦流血；腫是牙齦腫脹；熱一般比較不會感覺到；痛就是刷牙時會感到疼痛不舒服。但像這些都可經由適當的清潔或配合漱口水、服用藥物來幫忙舒緩。只要能夠減少口腔中細菌的量，或是能夠提高身體的抵抗力，都可以減緩牙周病的症狀。所以如果在假日時真的找不到牙醫，可以自己先試著加強做些口腔清潔，在不舒服的地方多刷刷牙，用牙線、牙間刷，或用漱口水漱口。

牙齒的型態與功能

認識牙齒和牙周是口腔衛教的開始，牙齒及唾液，是食物進入消化道前的第一道處理線，牙齒負責切、咬、磨的功能，人類的牙齒分成正規軍（28 顆一般牙）及非正規軍（4 顆智齒），如果智齒全部長成，口腔中總共會有32 顆牙。

我們的牙齒是上下左右對稱、左右相同，不過上排及下排在形狀上還是有稍稍地不同；從型態及功能上來說，我們先來看一般人最常使用到的這 7 顆牙：

- 2 顆門牙，一顆正門牙，一顆側門牙，功能是將食物切斷。
- 1 顆犬牙，功能是咬斷、撕裂食物。
- 2 顆小臼齒，分別是第一小臼齒及第二小臼齒，功能是咀嚼與磨碎食物。小臼齒也可以替代犬牙做咬斷及撕裂的動作，又可以輔助大臼齒做咀嚼，可說是角色多變，但也因爲如此，如果牙弓擁擠，需要拔牙做矯正時，通常小臼齒就會被優先犧牲來爭取矯正的空間。

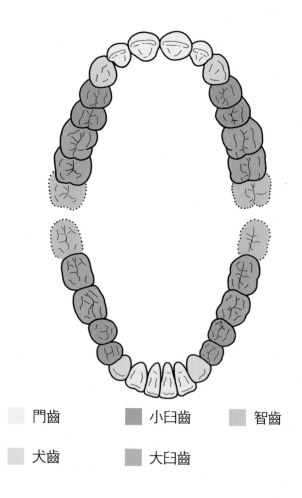

門齒　　小臼齒　　智齒

犬齒　　大臼齒

　　2 顆大臼齒，分別是第一大臼齒及第二大臼齒，上排的大臼齒形狀比較方正，下排的則比較長方形。從磨碎食物的咀嚼功能分配來看，磨這個動作，第一大臼齒佔有50％的功能，第二大臼齒佔有 30％，而小臼齒僅佔有20％的功能。

　　上下排的牙齒理應是要咬合緊密，如果發生缺牙，可能會有兩種現象發生：一種是左右兩邊的牙齒會朝缺牙處倒塌，一種是上下排對咬的牙齒則會伸長進缺牙處。不論哪一種狀況，都會使咬合發生變化，所以一旦有缺牙或是鄰接縫的蛀牙，就要趕快將牙齒補回或補綴回來，不然會有咀嚼功能不彰的情形。

　　由此可知，看不管缺了哪一顆牙，都會影響到咀嚼的功能，缺一顆就必須由其他顆來擔負咀嚼的力量，所以為什麼會需要做假牙牙橋就是這個道理。

「二染三刷」的牙菌斑染色

　　我們來談談一般在牙科診所內會進行的口腔衛生教育，首先是「牙菌斑染色」。

　　居家染色的手續非常複雜，首先完整地刷第一次牙，

然後使用一次染色劑，接著用附設燈光的鏡子，照射觀察染色情形，再進行第二次刷牙補強的動作，爾後再重新染色，再進行第三次刷牙，前後加起來共需「二染三刷」的程序，由於非常繁瑣，不建議自行在家中執行。不過由於染色效果明顯又有趣，也不啻為一個幫助小朋友建立正確牙齒保健觀念的起步方法。

牙線使用的「用力過深」

很多人以為牙線必須先深入到牙齒的接觸點，再進到肉裡，不斷的往下延伸，甚至到牙根面的深處，就是牙冠多長，牙線就使用到多深的位置。

但是從解剖學來看牙齒的結構，其實牙齒接觸點的下方就是牙齦，牙線只要深入到牙齦 1-2 毫米，感覺到一點點的阻力時，就應該把牙線拉出。很多時候我們都過度使用牙線，忘情地用牙線把貼著牙齒縫隙的牙齦組織給鋸開來，傷害了牙與牙之間的支持結構，有些人會產生疼痛，或甚至造成牙齦萎縮，這都是用力過度所造成，在清潔操作上過猶不及的狀況。

牙線請這樣操作

● 如果可行，不要只單用牙線棒，最好學習以需要雙手操作的牙線為主牙線棒為輔；許多男女老少只使用牙線棒，但其實健康的牙縫有些角度是牙線棒無法包覆清潔到的，所以我會鼓勵年輕人儘量學習使用一般牙線；而成年人若縫隙已變大、牙齦萎縮，建議使用牙間刷來負責縫隙的清潔，才能將凹面清乾淨；讓牙線棒退居只負責清潔接觸點即可。

● 使用牙線不要太節省，牙線的長度最好是整隻手臂的三分之二，約 45 公分長，平均纏繞在兩手中指上，如果牙線太短會不能固定在中指上，清潔過程中容易鬆脫，反而無法有效清潔。

● 牙線要以纏繞的方式固定中指，再利用拇指與食指的搭配放進前後牙的縫中，如果只是用雙手抓著，也容易鬆脫又不易著力，除非把線打結成圈（一般只要 30 公分即可）。

● 不要一段到底！牙線不能只使用中段，每清潔完 2-3 顆牙，就要將牙線捲到下一段再清潔另外 2-3 顆牙，否則很有可能會將上一段帶出的殘渣，帶進其他的牙縫中。

●不要拉鋸戰，要包夾術。意思是不要將牙線拉緊後在兩顆牙齒之間做左右拉割的動作，而是要將牙線向左或向右呈現 C 字型後，包夾住牙齒再慢慢的向下移向牙齦溝，再往上做上下清潔。

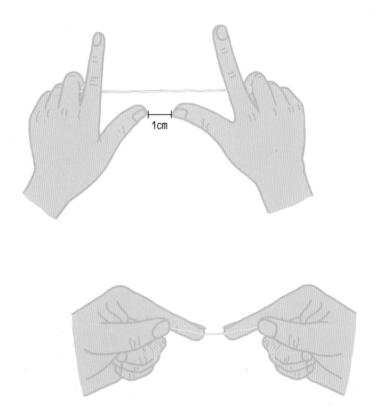

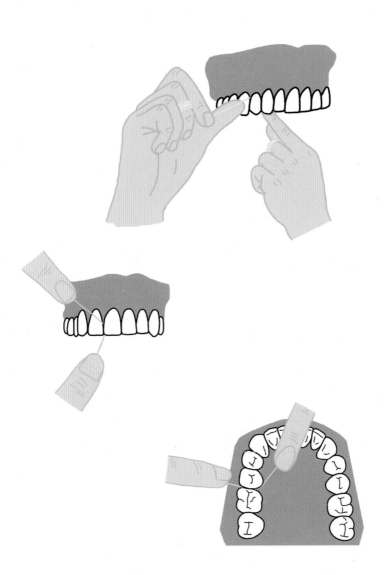

投資「牙間刷」

　　我們會特別是針對牙周病患者，建議投資牙間刷，我認為牙間刷能在已經產生較大縫隙的齒間，做出較好的清潔效果！

　　由於牙周病患者的牙齦會萎縮，所以縫隙會明顯，可以使用牙間刷輕易地穿過做清潔，牙周病的復發機會也會相對減少。但年紀較輕的孩童、青少年和沒有牙周病的民眾，通常縫隙並不明顯，建議使用牙線即可。牙線主要是清理牙齒之間的接觸點，牙間刷則是清潔接觸點下方肉退縮後的三角形縫隙，各司其職就能相輔相成。

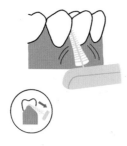

先進入牙縫，再回拉清潔。

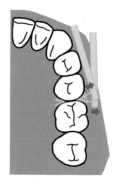

用牙間刷清潔後排牙齒時，要以X型的兩個方向進行。

牙間刷的操作

● 在縫隙的清潔工作上，牙間刷還是比較理想的，但是要選擇尺寸合適的牙間刷。不要用大牙間刷硬塞進小牙縫，並不是將牙間刷塞滿牙縫，產生刺痛感就以為做到了清潔，或是選用小牙間刷來清理大牙縫也是不正確的使用方法。如果沒有辦法在第一時間有效的將大牙縫裡的殘渣用一個動作清除，便表示牙間刷尺寸太小，應該選用尺寸合適的牙間刷，才能游刃有餘、從容不迫的清除牙間縫隙裡的殘渣。

● 牙間刷的動作，不是把刷子「戳進」牙縫裡，而是讓牙間刷順著牙齦進入縫隙、再拉回頭，就像拉小提琴一樣，這動作比較不至於造成牙齦傷害，「戳」的動作反而可能會讓牙縫中的肉受傷。

● 儘量不要平推，要斜拉。在後牙區牙間刷能夠做平推的動作，但在前牙區盡可能將牙間刷斜斜的貼著牙齦，讓牙齦將牙間刷順順的帶進牙縫裡，再回頭斜向拉出，這動作是最為理想的。

● 不要一石二鳥，要三顧茅廬！意思是使用牙間刷進入牙縫時，可以同時清潔到兩顆牙齒這叫「一石二鳥」，

充其量只能把塞入牙縫的殘渣清出，但縫隙包覆性不夠，清潔效果不足。但是更正確的作法，是三顧茅廬，在牙齒緊鄰形成的三角形裡先清左側牙、再清右側牙、最後再斜拉兩顆牙齒相交的接觸點，這樣的清潔更具全面性。

 ——— 有別於過去口腔清潔習慣的養成 ———

這是一個有別於過去的口腔清潔習慣養成，我會建議牙周患者，縫隙清潔先以牙間刷為主，牙線為輔。

除了牙刷、牙膏、牙間刷、牙線必須持續使用之外，針對某些牙周病患者，還有一個建議工具是「尾束毛牙刷」。

尾束毛牙刷

是用在清潔上下顎前牙內部舌側及後方大牙最後的位置，這是一般牙刷比較無法掌握清潔到的部分。概括來說，一般民眾只要正確使用牙刷、牙間刷、牙線的組合，就已經非常理想，至於該如何選擇正確的使用工具，建議

還是交由專業醫師幫您來做判斷。

該注意的都做了，爲什麼還會招惹牙周病

在門診總有病人抱怨：「我都已經很注意口腔衛生，也沒少刷牙，每半年定期回診檢查，並且也做了超音波洗牙，我怎麼可能還會招惹到牙周病？」

 —— 牙周病不只侷限於牙齦的問題 ——

這些愛護牙齒的作為，對於維持牙齦健康的確有很大的幫助；但是牙周疾病不只侷限於牙齦表面的問題，牙齦下牙周骨質被破壞，才常是複雜的麻煩問題。

如果看牙時，沒有伴隨牙周囊袋探測、X 光片顯像等專業牙周病檢查診斷，並不容易被發現，也因而無法做專業的牙周病治療。

一般的超音波洗牙，通常也只能針對牙齦附近的牙菌

斑或結石有清潔的效果；對於一定深度以下的牙根附著物
之移除，則有其限制。至於刷牙的頻率多少，無法與牙周
健康做正確的對應，因為刷不等於淨、洗不等於潔；口腔
衛生習慣的質與量需同時兼顧，加上正確刷牙工具使用，
才能真正使口腔健康的維護達到最大的效率。

慎選刷牙工具才是王道

　　48 歲從事會計工作的李小姐，就診時發現患有局部嚴重慢性成人型牙周炎，身體狀況大致良好，平時非常注重口腔健康及清潔，只要刷牙稍微有出血，就會到處打聽治療偏方，她會選用很貴的牙膏、絕對不放過任何宣稱有療效的口腔清潔產品。醫師很好奇李小姐對口腔清潔工具的選用，李小姐直接打開手提包：「您看，這是我每天所使用的口腔清潔工具。」李小姐逐一從小包包中拿出了兩支大小不同的牙刷、一支尾束毛牙刷、牙膏、牙線、牙線穿引器、超級牙線、牙間刷等等琳瑯滿目。

　　「我每天刷 5-6 次牙，包括早、午、晚餐後，睡前都刷，有時吃完點心也刷，最近覺得刷太多次牙有些麻煩，所以乾脆就連零食也不吃了。我覺得每次一吃過東西，都得花 20 分鐘刷牙，真的好耗時間。」若因怕刷牙麻煩而

戒掉吃零食的習慣，對身體健康來說，也算好事一樁吧！

　　但我們一定要了解：刷了牙，不等於保證口腔衛生、漱了口不等於清潔多一層保障。至於刷牙到底要動用到多少工具，才算真正達到清潔效果？刷牙不就是仔細刷一遍牙齒就好了嗎？有必要這麼麻煩嗎？

―――― 正確選擇使用品，才能事半功倍 ――――

　　要選用正確的牙齒清潔產品，才能事半功倍，一般人都不知道其實即便沒有用牙膏，也可以靠一把適宜的牙刷來做好清潔衛生。

　　在消費觀念上，買牙刷，大家傾向選大廠牌應該品質不會差到哪去；而牙膏的選擇，多在標榜的功能性或味道個人喜不喜歡，但選擇一支正確的牙刷，應該比牙膏還要更重要，因為即使沒有牙膏的輔助，還是可以靠清水與牙刷完成清潔。

　　口臭的成因除了來自消化道之外，有吸菸習慣的人，

也會有來自氣管的味道，除此之外還有因爲食物殘渣累積在口腔中所形成的牙菌斑也會產生壞口氣，如果刷牙的方式正確，再加上刷舌根上的舌苔就可以去除掉大部分口臭的成因，還原口中氣味，如果還想加些香氣，才需要靠牙膏的香精成分或漱口水來幫忙。

　　台灣人的牙周病患病比例偏高的主因是與「觀念」有關，西方人覺得在公共場所潔牙是很自然的事，所以在吃完飯後會馬上做清潔，在許多美國的青春校園劇中，常可見青少年在餐廳用餐結束後，直接用起牙線做清潔。當然不是要鼓勵大家都在公共場所做清潔，重點是要建立起「用餐後及時清潔口腔」的觀念。

「縫隙清潔」是關鍵

　　不論是牙齦與牙齒相連的溝縫，或是牙齒與牙齒的相交面，都是清潔的重點；一定要有見縫就清的決心，運用牙刷、牙膏、牙線、牙間刷的相輔相成，齊力斷除牙菌斑的威脅。在台灣強化口腔衛生的觀念是當務之急，每半年去牙醫診所做的不只是檢查牙齒，還要檢查牙周，牙周的病變除了外顯型，還有隱藏型破壞，因此必須用探針才能

確認是否有牙周病變的發生。

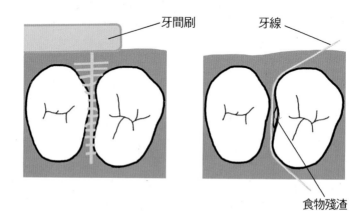

有縫的牙面其實是牙根表面，外觀呈現凹型，所以只用牙線是無法清潔到某些死角……

—— 口腔內的細菌 ——

　　目前已發現的超過三百多種，牙菌斑的形成需要四大元素：細菌、食物、唾液、時間。

　　若牙菌斑形成一段時間未被清潔，就有可能會鈣化成牙結石。一旦形成牙結石，其表面粗糙無比，就更容易孳

生牙菌斑，好比是房東提供不用錢的房間（牙結石）給牙菌斑住，這麼大方的禮物，當然樂於流連不去，只是牙菌斑是不懷好意、來者不善的房客，時間一久，趕都趕不走。

一如天秤原理，抵抗力和細菌在兩端，如果天生抵抗力較弱，後天不好好保潔口腔，就會容易罹患牙周病，反之則會有較健康的牙周。雖說先天遺傳及基因具有決定性的影響力，但是如果後天口腔保健觀念的建立及落實徹底執行，先天不良的人也會有逆轉勝的機會。

刷牙的最佳時機和工具順序

最好是早上以牙刷刷 2 分鐘，午餐後刷 3 分鐘，除了牙刷外，再加用牙線或牙間刷，來清潔卡在牙縫中的菜渣。睡前則要刷 5 分鐘，先用牙間刷將大塊殘渣推出後，接著用牙刷來做大面積的清潔，最後是使用牙線清理兩牙間的接觸面，來個「三管齊下」，就能輕鬆地達到每日刷牙 10 分鐘的要求了。

可是如果非不得已——

- 雖然可以 48 小時才執行一次完整清潔，但我們還是儘量不要冒險，建議在 24 小時也就是一天內，好好仔細地刷一次牙來達到防止牙菌斑累積的功效。

- 平常日的話，起床後刷的第一次牙，只是讓口氣清新，還不如吃完早餐後所刷的牙更有效益。

- 不論如何，睡前一定要刷，這會是投資報酬率最高的一次刷牙，因為進入睡眠狀態時，唾液的分泌會停滯，而讓牙菌斑有很長的時間可以生長，如果刷得好，甚至可以讓第二天的口氣都還是保持在良好的狀態。

這三次刷牙的重要性不同，早上刷牙是小考，中午是期中考，晚上是期末考，你可以早午都不刷，晚上不刷一定不及格。一支好牙刷，不只可以賞心悅目，更能清爽口腔，順便美牙。選購可以先從好的品牌著手，從功能、握把來考量；但回歸到爽口及美牙的保健基本面來看，最重要還是要考慮刷毛的硬度。

為了照顧到相較脆弱的牙肉，建議選用牙刷工業所定

義的軟性（soft）刷毛；此外刷毛尖端的設計，也會是一個選擇的重點，要選用尖端機器切斷後，有預處理磨圓或拉細的，不那麼銳利才不會傷害牙齦。因為口腔中白天與晚上的細菌會有組成的差異，建議準備兩支牙刷，分別白天與夜間使用，同時也能達到讓刷毛保持乾燥的效果，如果是這樣的使用方式，牙刷的壽命基本可以維持 3-6 個月，但是如果刷毛已經稍有分岔就應立即更換。

如果能掌握正確的使用方法，電動牙刷也是一個很好的選擇，它能補強很多手拿牙刷不易清潔到的角度。用對工具加上用對方法，就能有效預防牙周病；有了一口好牙，絕對可以讓言談與笑容更有自信。

關於電動牙刷

臨床研究證明，正確使用下手動與電動牙刷都可有效的清除牙菌斑。電動牙刷因單位時間刷動次數多較省時，要求的手拿技巧較簡單，提高了許多人購買的動機。但不可否認手動牙刷價格低廉，隨身性高，不需維修換零配件，能成為家家不可或缺的必備日用消耗品，不像電動牙刷得受制於電力，刷頭才可正常運作。

　　建議各位讀者朋友，還是要先練好正確的手動刷牙習慣，這樣在使用電動時，才能兼容並用，電動牙刷最大的方便性在刷動次數，但口腔角度的克服，還是要靠手工來完成。這樣即使再繁忙疲勞的時候，用電動牙刷來省時省力，也不會讓牙菌斑有囤積的機會。

　　至於選用電動牙刷時，不妨考慮幾點建議：

- 刷柄輕巧易握，刷頭圓弧設計、大小適中指的是每次刷 1-2 顆牙，可輕易搆著後牙後側。
- 公司信譽佳，經銷商普及，有完善售後服務，不然需維修換件時，易成「電動牙刷孤兒」。
- 充電上的方便性，是否適於攜帶。
- 充電後使用時間長、防水性佳、不漏電。
- 價格合理、配件經濟。

　　目前市售的電動牙刷頭，有杯形或圓形做圓弧轉動，每次可刷一顆牙；另外也有以傳統牙刷頭型做整體上下或單向振動（小心雙向擺動的會有 1/2 機會傷害到牙齦）、每一束分別轉動，或利用音波渦輪來達到刷牙的目的，這些方式都被證實有效，挑選上可依個人習慣、喜好來做考慮。

不只刷牙齒，還要刷牙齦

很多朋友的觀念，以爲刷牙肉像刷皮鞋一樣，這樣只會傷害牙齦，長久下來，甚至可能會導致牙齦萎縮！

先正確的「刷牙齦」法——

● 刷毛傾斜 45 度角，將牙刷深入到牙溝縫中。

● 以上下左右做「小圓弧形」按摩的動作來刷牙肉，就像清潔家中的地毯一樣。

再正確的「刷牙齒」法——

像是用掃帚掃地板一般：

● 上面的牙齒由上往下刷。

● 下面的牙齒由下往上刷。

● 咬合面就可以用像刷皮鞋一樣的來回刷。

● 每個區域最起碼刷 5-10 下，牙菌斑較多處則須刷 10-20 下。

● 前牙區刷法

外側（上）

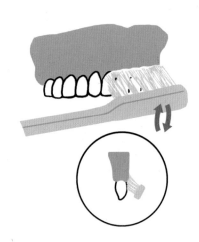

外側（下）

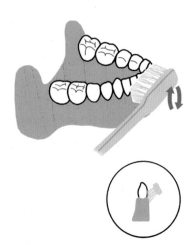

內側（上）

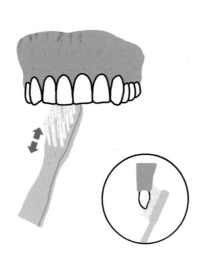

內側（下）

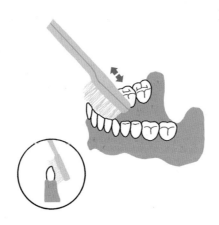

●後牙區刷法

外側（上）

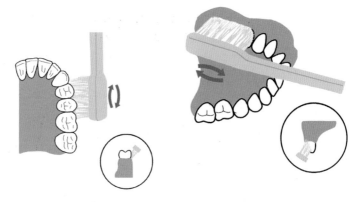

外側（下）

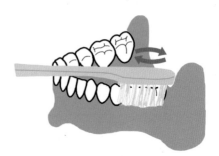

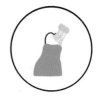

內側（上）

內側（下）

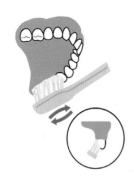

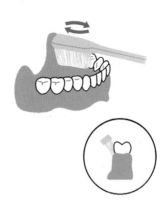

● 咬合面刷法

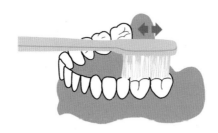

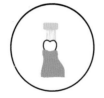

　　爲了達到最佳的面積涵蓋，建議選擇可以包含三顆前牙或兩顆後牙的牙刷最佳。慣用右手的人，可以從左上刷至右上，再從右下刷至左下，完成一個逆時鐘的動作；先刷外側，再刷內側，最後才是咬合面，這樣如同搖呼拉圈一般，每次持續刷三圈；而慣用左手的人，則反之以順時鐘完成操作。

牙刷的更換

　　　　　　　　　別看這是支「傳統」不起眼的牙刷，只要善用刷牙技巧，一樣可以達到很好的清潔效果。

　　　　　　　　　可是當牙刷變成這樣時，請務必更換，造成牙刷分岔的原因，和使用時間、力道都有關係。

使用時間	3 個月內就分岔	3 個月左右分岔	超過 3 個月仍未分岔
刷毛外翻原因	刷牙力道太大	刷牙力道適中	刷牙力道太小
影響	損傷牙齦	該換牙刷	失去清潔效果

口腔衛生用品的使用

	早晨	中午	晚上
時間點	● 起床後 ● 早餐後★	● 午餐後★	● 晚餐後 ● 睡前★
使用品	● 牙刷為主	● 牙間刷或牙線 ● 牙刷	按順序用 1. 牙間刷 2. 牙刷 3. 牙間刷 4. 牙線
所需時間	2 分鐘	3 分鐘	5 分鐘

★一定要做口腔清潔的時間！

口腔衛生產品使用的差異性

下頁的表格，可以讓大家對牙刷、電動牙刷、牙線、

牙間刷、不同功能的牙膏、漱口水、沖牙機，這些不同口
腔衛生產品使用的差異性，有更清楚的了解。

		一般民眾	牙周病患	牙周傷口	植牙患者
牙刷		★★	★★	★★ 須用超軟毛刷	★★
電動牙刷		★	★	N	★★
牙線		★★	★★ 接觸點	★★ 接觸點	★★
牙間刷		N	★★ 縫隙間	★★ 不碰肉	★★
牙膏	防蛀	☆☆	☆☆	☆	☆
	抗敏	☆	☆☆	☆☆	☆
	抗菌	☆	☆☆	☆☆	★
漱口水	防蛀	☆	☆	☆	N
	抗敏	☆	☆☆	☆☆	N
	抗菌	☆☆	☆☆	☆☆	★
沖牙機		☆	☆☆	N	★

★★ / 主要 / 不可或缺；★ / 次要 / 可取代主要工具。

☆☆ / 主要輔助 / 有助益；☆ / 次要輔助 / 稍有助益。

N / 不需要使用。

牙周病的專科治療

　　牙周病的治療爲什麼要轉診給牙周病專科醫師呢？主要是因爲一般牙科醫師在學校時期，所接受的訓練都可以處理牙齦炎及輕度牙周炎，只要善用洗牙機或簡單的刮除術就可以執行治療。但是如果牙周炎嚴重度已達中度以上，則需要仰賴受過專科牙周訓練的牙醫師，才能做出最妥善的處置。

　　因爲當患者的牙周破壞較嚴重，特別是如果囊袋已超過 5-7 毫米，達中度以上的深度，建議由一般科牙醫師轉診給牙周專科醫師處理可能會比較好。因爲牙周的專科訓練通常爲 2-3 年內，需完成許多涉及內外科的案例，從非手術治療進入到手術治療，期間會特別鑽研牙周檢查、預後判斷、訂定治療計畫與不同治療模式的完善訓練，這些專業知識與臨床技巧，都能讓患者在接受治療時，得到全

方位周詳的診治。

從單純只清潔牙根，到如何有效的將骨頭及牙肉再生與重建，牙周病專科醫師不只要熟讀許多教科書，更要累積臨床的實戰經驗。之後還要學習植牙及牙周美學治療的相關知識和技巧。牙周病專科醫師是牙科專科中最適合執行植牙的專家，因為訓練中很重要的一門學習，就是要了解齒槽骨與牙齦的支持結構，這也是植牙時需要面對的兩個關鍵結構，因為通常植牙容易失敗，都是因為齒槽骨與牙齦這兩個植牙基地沒有被建構妥當。

民眾如果要選擇可以信任的牙周專科醫師，建議可以從臺灣唯一的牙周專科學會「臺灣牙周病醫學會」詢問。臺灣牙周病醫學會已經成立近 26 年，會址在台北市文山區興隆路一段 143 號 2 樓，學會電話 02-8935-2721，網址是 http://www.twperio.org.tw/。學會有周嚴的審查訓練機制，對訓練牙周專科醫師的醫院或機構有做認證的任務，等於這些通過考驗的機構與醫師們，都是在牙周專科中可以被信賴的，如果大家想多知道牙周病專科會員醫師或訓練機構的相關訊息，都可以跟學會查詢。

一般牙醫與牙周專科在牙周病的治療

● 牙齦炎

一般牙醫採口腔衛教治療。

● 輕度牙周炎

一般牙醫採口腔衛教＋洗牙。

● 中度牙周炎

一般牙醫若經驗不足，需牙周專科牙醫介入，採口腔衛教＋洗牙＋刮牙治療＝非手術治療。

● 重度牙周炎

牙周專科牙醫採取非手術治療 ± 牙周手術。

● 頑固牙周炎

牙周專科牙醫採取非手術治療 ± 牙周手術＋抗生素治療。

● 復發型牙周炎

牙周專科牙醫採取非手術治療＋密集回診。

牙周病與其他牙科的協同治療

有些患者可能不會只有牙周病的問題，同時可能也會需要其他專科的治療，例如修補蛀牙的補綴專科、治療牙

髓神經的根管專科、齒列擁擠，有縫隙、歪斜、咬合不正的問題，就需要靠矯正專科；做固定式假牙（義齒）、活動式假牙的贗復專科；如果有缺失牙的話，在不影響鄰牙完整性及分擔現有自然牙的受力下，建議接受植牙的治療。除了牙周病專科醫師之外，還有植牙學會的醫師也接受了嚴格的植牙手術訓練可以來進行植牙。若牙床條件較差，會建議由牙周或植牙專科醫師執行，如果牙床骨的條件更差，則可能得仰賴口腔外科醫師。

針對罹患牙周病的兒童患者，就需先靠兒童牙科先以「哄」的功力來控制小朋友的行為，同時協同牙周病科給予專業的牙周病治療，通常在大型醫院的資源下，這兩科的協同治療會比較容易達成。

口腔外科及牙周病的協同治療，是先請口腔外科拔除比較困難的水平阻生智齒，協助大量骨缺損的患者補骨，比較是針對口腔黏膜、骨骼的疾病，和癌症相關的手術。

牙周病的患者如果有發生其他專科的問題，我們會從幾個方面來訂定治療計畫：

第一是從美觀度來看

在兩唇笑開後，露出上顎門牙的橫切端，想放在嘴唇

的什麼位置，這位美感的設計師，是贋復專科的醫師，之後再配合矯正專科醫師的判斷，將兩顆前門牙放在合適的位置，把門牙中線與兩眼瞳孔連線中點之垂直線相互對應就可以了。

第二是從舒適度作考量

是否要選用傳統式的固定假牙、活動假牙，或是植牙輔助來完成固定或活動的修復，左右兩側是否平均好用，這便有賴與病人的溝通。

第三是功能性考量

咀嚼的能力或發音是否會受到影響，這關乎到縫隙切端角度的處理、是不是有好的發聲、咀嚼力量可不可以滿足喜愛食物種類的使用，這也是在訂定治療計畫時，牙周、補綴、根管、矯正、贋復、植牙及口腔外科各專科間，可以事先協同的討論。

 —— 協同治療的療程 ——————————

除急症須立即處理外，一般治療過程一開始，會先從

最關乎身體健康層面著手，先解決牙周病、蛀牙、根管或是更換不良假牙的問題。

順序會先從牙周病及蛀牙開始，因為要先將引起牙齒及牙齦下組織不健康的因子排除，將基礎先顧好之後才能接著做其他治療。

如果是牙髓神經還有活性，所產生的敏感及酸痛感在可忍受的範圍內，通常也會先建議處理牙周病。有時牙周病處理好之後，敏感及酸痛感也會跟著消失。當然也有例外，如果牙髓在不可逆的急性發炎中已經壞死，或已抽過神經無活性的情形下，就必須先完善根管的治療，將疼痛及不舒服感和不良治療先行改善。

牙周病專科與矯正專科的合作模式

通常是先治療牙周病做妥善的控制，約 6 週到 3 個月後，就可以開始進行矯正專科的治療。矯正治療期間請患者還是要每 3 個月定期回診牙周病，待矯正完成，牙周病患者接著就要進行贗復專科的治療；包括牙齒的功能、舒適及美觀的要求。

在前牙區贗復醫師為了達到美觀的需求，會把假牙邊

緣放進牙齦裡面，所以就會需要牙周專科醫師先將牙周基礎處理好。如果是在後牙區的話，對美觀的要求度相對較低，做完矯正後即使牙齦的穩定度還在適應的狀態下，後牙區假牙的製作還是可以先進行的。通常有牙周病的患者都會先做觀察用假牙，觀察用假牙的使用期，較僅使用1-2 週的臨時性假牙來得長，可以配合矯正期使用，期間可長達 0-5 年之久。

這些需求都須由牙周、矯正、贋復等各專科同心協力完成全口的修復，罹患牙周病的牙齒如果可以通過牙周病治療、贋復美化的考驗，通常就可以延長牙齒使用的壽命。如果考慮「拔牙」這個決定，必須要想得很長遠，一定要有完善配套的治療計畫才能執行，因為拔一顆會影響很多顆，所以才說「拔牙是最不得已的選擇」，若執行最好是在「最大保存暨最小傷害」考量下完成。

牙周探測

牙周病的治療，首先是要判斷是否真的是牙周出了問題？嚴重到什麼程度？所用的方式就是以牙周探針放在牙齦及牙齒的縫隙中做深度的檢測，如果囊袋的深度已超過

3 毫米以上，再配合 X 光片檢查，看骨頭是否受到破壞，就可以此開始建立未來治療的計畫。

牙周探測事實上不是在刺牙肉，而是實際深入去探測牙周組織；較健康的人只會覺得刺痛感，已發病的患者，則會有器械走到深處的異物感，但不至於會明顯感到疼痛，沒有大家想像中那麼毛骨悚然。

門診常有病人會問：「牙周病的治療，有沒有什麼不同的選擇呢？」

牙周病治療，通常都保守地先以非手術方式做治療，治療前先給予口腔衛生教育，例如正確的刷牙方式、使用品觀念、以盡可能改善牙齒周圍的環境為主要目標。假設齒槽骨的破壞嚴重，就不容易以非手術治療方式達到診療目的，就必須考慮手術的治療。臨床上，醫師一定都會先以非手術治療開始，給予所有牙齒復原機會，不會草率的鼓吹病人直接進行手術治療。

無痛牙周治療

看牙給大家的感覺，就是受不了的痠痛、不舒服到恐怖，而且是不分男女老少，真的很少有人會勇敢的面對牙

醫治療，多半都是拖到忍無可忍，迫不得已才會找牙醫，因此有不少病人會主動提出：「有沒有無痛牙周治療方法啊？我自費也沒關係。」

這要從兩個方向來看：一個是囊袋的深度不深，需要治療的範圍只是牙齦溝的簡單清潔，使用超音波儀器或是以刮刀做輕微的刮治，這樣的方式大部分是不太痛的。但如果診療器械必須深入已超過 5 毫米牙根囊袋的話，就無可避免會產生疼痛感。這時牙醫會建議採用局部麻醉來避免疼痛的產生，如此一來不管囊袋的深度有多深，都不會讓患者感到不適，患者所需承受的只是打麻醉時短暫的不舒服而已。

—— 無痛牙周治療真相 ——

坊間宣傳的「無痛牙周治療」，其實應該正名為：「微痛牙周治療」，才比較貼近現實。

無痛牙周治療多是與雷射的使用有關，要把雷射治療的能量送到牙齦下方，除了要慎選合適的雷射儀器外，還

需要知道正確使用雷射的方法，才能達到清除細菌又不傷
害牙齦組織的目的。在這個過程中也會產生稍微的刺痛
感，是在不需打麻藥、也尚可忍受的範圍內，這就是所謂
的「無痛牙周治療」。

第二章

沉默的牙周病初期

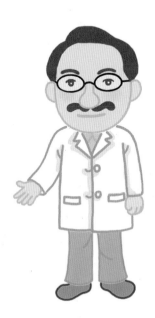

　　牙周病的初步自我診斷，從刷牙時會不會流血來做觀察，較嚴重的患者會產生牙齦萎縮，這便是牙周病造成的現象。

　　如果發現牙齒開始會搖動、移位，甚至到脫落的話，自我最好的診斷不是口臭，雖然牙周病的某些細菌會分泌硫化物的代謝物質，會造成口臭，但因口臭的成因很多，也有可能是呼吸道或是腸胃道內分泌的問題，所以光靠口臭就判斷罹患牙周病，並不夠準確。

牙周病的初步自我診斷

────── 牙周病症狀是「出血」與「微痛」──────

在口腔疾病中，幾乎只有牙周病才會造成牙齦邊緣出血、輕微的痛覺與搖動的情形，因為大部分的牙周疾病，是在潛移默化中累積的，所以許多患者不會去注意到疼痛的產生，也因如此，讓牙周病得到「沉默的疾病」的稱號。

但若牙周病造成牙齦腫脹的時候，痛覺會比較明顯，因為細菌躲藏在囊袋中（就是牙肉沒有貼住牙根的部分），造成牙齒敏感，一接觸到冰冷或刺激性食物、特別是對酸的感受，會有明顯的不舒服。

敏感性牙齒與牙周病

很多患者在接受牙周病治療的時候，都會抱怨：「牙齒變敏感。」

牙齒敏感來自於兩個主要的結構：第一種是發生在牙冠上，就是有琺瑯質部分的蛀牙，琺瑯質是我們身上保護牙齒最好、硬度最高的結構，但是一旦被蛀蝕，就會影響到神經，由微小神經管的出口，經牙本質直接來影響我們的神經。第二是牙周病造成原本骨頭支持的牙根結構慢慢流失，牙齒周圍的牙齦慢慢萎縮，骨頭流失使得裸露的牙根表面因著牙周病而造成敏感情形。

因為敏感是發生在牙根上面，一般來說只要裸露的牙表面能夠保持乾靜，不要有不正確的刷牙方式讓牙齒被刷蝕，這些敏感都會因牙髓內自我產生保護層，慢慢的得到控制。但若是敏感發生在沒有露在牙齦外的牙根，肉也沒有萎縮下去，卻還是覺得牙齒敏感的話，我們就要假設可能是牙周病發生骨頭被吸蝕，這時就必須仰賴牙周醫師的治療了。

門診會常被病人問到「關於敏感型牙膏的使用」，其

實敏感型牙膏對於蛀牙所產生的敏感效果不大，但對於發生在牙周病所造成的牙根部敏感，效果則較大，這些去敏感牙膏是利用化學結晶沉澱堵塞作用，使牙根小管神經活躍的出口被堵住來控制敏感。

牙周疾病的十大症狀

	症狀	診斷 / 現象	牙齦炎	牙周炎	其他問題
1	出血	刷牙流血	★	★	
		睡覺起來	★	★	
		牙周探測	★	★	
2	出膿	分泌增多	★	★	
		膿腫	★	★	★
		瘻管		★	★
3	腫脹變色	牙齦邊緣	★	★	
		頰側蔓延		★	★
4	口臭	異味		★	★
5	牙齦萎縮	牙齒變長		★	
6	牙齒敏感	冷熱敏感		★	★
7	牙齒搖動	不穩、晃動		★	★
8	牙齒分開	變長、變暴		★	★
9	咀嚼困難	無力感		★	★
10	掉牙	牙齒完整		★	★

　　為避免民眾看到一些口腔症狀就聞血色變、杯弓蛇影，我做了一些總整理，將可能發生的症狀及原因與各位分享，其中有幾點特別說明：

- 出膿症狀中，所謂的「分泌物增多」是指，如果牙齦邊緣分泌物有增多的情形就是有牙齦炎、牙周炎或牙周病確診的可能。
- 牙髓的問題或蛀牙也有可能會造成膿腫。
- 瘻管也有可能是牙髓炎。
- 腫脹變色中所謂「頰側蔓延」是指如果變色是發生在牙根的頰側部分，也有可能是根管的問題。
- 蛀牙嚴重的話也會造成咀嚼困難。
- 意外造成的掉牙不在此列。

簡易牙周自我檢測

● 輕度

靠近牙齒邊緣的牙齦是不是變得比較紅？　□是□否

牙齦有浮腫的現象嗎？　□是□否

刷牙或使用牙線時牙齦會流血嗎？　□是□否

● 中度

牙齒較敏感，冷、熱飲食會感到痠痛？　　　□是□否

無論吃什麼都會發生口臭？　　　　　　　　□是□否

有牙齦萎縮的現象？　　　　　　　　　　　□是□否

● 重度

牙齒間的縫隙越來越大？　　　　　　　　　□是□否

某幾顆牙或整排牙齒會搖動？　　　　　　　□是□否

會感到咀嚼改變或困難？　　　　　　　　　□是□否

超過 90% 成年人
罹患的牙周病

「牙周病」是一種廣泛性的疾病，在亞洲人有極高的好犯率，位於亞洲的台灣，根據不同的研究發現，甚至有超過 90% 的成年人，或多或少都有牙周病的症狀。

完整的牙周組織是指牙冠以外，覆蓋在牙根上的牙骨質、牙周韌帶、齒槽骨及最外層的牙齦，健康的牙齦質地結實，呈現粉紅色的外觀。牙齦內有許多強韌的纖維組織緊緊地將牙齒覆蓋住，並可防止外來細菌的侵害，而牙齒周圍組織的主要功能在於支持牙齒、幫助咀嚼、幫助口腔受力的分散、讓牙齒懸浮其中並在其受重力時提供緩衝的作用，同時提供牙齒感覺的功能並加以保護。

牙周病顧名思義是牙齒周圍的疾病，如果我們把牙齒比喻成木造房子來看，牙周病就是會啃食木頭的白蟻，在日積月累的侵蝕下，會影響整個房子的地基，也就是牙齒

的支持組織。嚴重的牙周問題會造成骨頭流失、牙齦萎縮，牙齒因此而鬆動，使得牙齒沒有辦法發揮功能來滿足病人在口腔方面的需求，甚至影響舒適性和美觀，最終就會產生因為牙周病而無法保存牙齒的情形。

　　任何一棟房子蓋得再華麗，如果地基受到破壞，還是會頹圮崩塌；不健康的牙周會影響整個牙齒未來的健康和功能性，牙周病之所以在亞洲有比較高的好犯率，是因為東方人在口腔保健的觀念及執行上相對偏弱，牙周病既然在成人有比較高的好犯率，就讓我們先來了解牙周組織，進而建立正確的保健觀念。

牙周組織

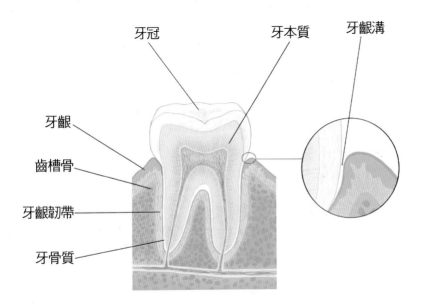

牙冠　　　　　　牙本質　　　　牙齦溝

牙齦
齒槽骨
牙齦韌帶
牙骨質

牙冠

牙齒露在外表，清楚可見的部分。

牙齦

覆蓋在牙齒與齒槽骨之上粉紅色的柔軟組織。

牙齦溝

介於牙齒與牙齦之間的一個凹槽縫隙，牙菌斑很容易滲於其中，如果無法清除，容易引發牙齦炎，若置之

不處理，牙菌斑繼續往下侵蝕會使縫隙加深，導致齒槽骨被破壞。

牙齦韌帶

讓牙齒與齒槽骨緊密連結的纖維組織，功能類似「避震器」，用來抗震的懸吊系統，具有緩衝的功能；其防禦細胞有應變不當入侵的斥候效果，同時牙齒的味覺感亦居於此。

齒槽骨

支撐牙齒、包覆牙根的骨骼，是牙齒的地基。

牙骨質

在牙根上與齒槽骨密貼的中間結構，與齒槽骨、牙周韌帶一起維護牙齒的穩固。

牙髓神經

傳遞牙冠牙根的內部感覺，與中樞神經連繫。

―― 牙周病後果 ――――――――――

牙齦、牙肉會出血、萎縮，嚴重會發生齒槽骨的流

失，形成牙齦萎縮，甚至接續造成牙根裸露及敏感，也因為骨頭流失，造成支撐力不足、主要結構鬆動，最終不免掉牙、影響咀嚼功能。通常明顯症狀有以下幾點：

- 牙齦紅腫。
- 刷牙出血，甚至不刷牙也出血。
- 牙肉有悶悶的痛感。
- 牙肉萎縮牙根敏感。
- 口臭。
- 咬合位置改變，咀嚼不適。
- 牙齒變鬆移位或變長。
- 牙齒縫隙越來越大。

牙菌斑就是牙周病形成的元兇

好的牙周是緊緊的擁抱著牙齒，支持著牙齦，能產生堅固的防線，在一般刷牙過程中，可以容許牙齦溝有 1 毫米、2 毫米甚至 3 毫米的深度，不至於讓牙菌斑進一步往厭氧深處去躲藏，而造成支持組織的破壞。

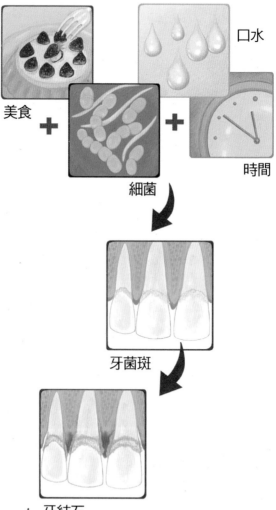

美食　＋　細菌　＋　口水　時間

牙菌斑

牙結石

　　牙菌斑的生成需要四個元素，第一個必須要有食物，第二個配合唾液，第三個給予一定的時間，時間的累積加上第四個口內原來有的細菌，在不到一天之內就會產生牙菌斑。

 ── 當牙菌斑開始累積 ──────────

　　輕則影響牙齦腫脹，可能產生幾個現象包括紅、腫、熱、痛，一般人眼睛看得見的是輕微發炎，牙齦在刷牙時有疼痛的情形，甚或些許出血的現象，出血除了黏膜潰瘍外，基本上只有牙周病才會產生，真正造成出血的原因就是來自牙菌斑。

　　牙菌斑是一種令舌頭感覺「牙齒失去平滑感」的無色黏著物，其中的好氧菌不但會傷害牙齒形成蛀牙，厭氧菌則會傷害牙周成為牙周病，這是我們在做口腔清潔時必須好好注意的。如果未能及時清潔牙菌斑，短則只要4天之內，牙結石就有可能會形成，牙結石一旦成為頑固的堡

壘，即便是使用牙刷也沒有辦法清潔乾淨，日積月累後，這些堡壘上居住了更多的牙菌斑，導致清潔口腔衛生日益困難。

拔牙是不治療牙周病的可能最終結果，如果沒去處理初期的牙齦出血或酸痛，不僅造成飲食不便，也會因為壞口氣的產生影響了人際關係。牙齒鬆動造成咀嚼的困難，或者因為牙齒缺失形成骨牌效應，使得其他的牙齒也開始走位、縫隙變大，不僅是影響美觀，持續的咀嚼更會加速鄰近牙齒的惡化，這些都是牙周病進入口腔後會產生的連鎖反應。

菌血症

是細菌跑到血液裡面的一種症狀，口腔裡面的牙菌斑在一立方毫米中，可以含有高達一億個細菌！口腔內除了牙齒以外，舌頭、唾液黏膜，都是細菌孳生的溫床，每天例行性的口腔清潔動作，甚至是咀嚼，都有可能把細菌帶到血液裡面，造成無特別症狀的菌血狀態。

在接受牙科治療時，如果是侵入性的治療，如拔牙或只是使用牙周探針做牙周檢查、洗牙，都有可能提高血中

帶菌的機會。其實血液中並非一般人想像的無菌狀態，卻
也都活得好好的；因為含菌狀態是短暫的存在，並不會造
成傷害，而且可以提高身體的免疫系統的防禦警覺，有助
於抵抗真正有害的致病菌。

 —— 菌血狀態會增加的風險 ——————

　　如果菌血狀態的存在時間拉長、菌量增加的話，長期
累積的結果，就會增加慢性疾病的發病風險。

　　因此牙醫師在做牙科治療時，會根據美國醫學會的用
藥原則，特別針對有全身性疾病的高危險群，例如有先天
性心臟病、風溼性心臟病或曾有經歷換心手術、更換過人
工瓣膜的患者，在術前都會先讓患者服用抗生素，先避免
掉細菌感染的可能性。

　　因為若沒適當的事前預防，容易造成感染型的心內膜
炎，這就是「菌血症」造成的連鎖反應。

　　我們一定要重視口腔衛生，現在大家清楚知道，不良

的口腔衛生習慣，會使細菌增加且大大提高細菌入侵血液
的機會，發展成菌血狀態。所以建議在就診前可先刷好
牙，或是先用漱口水漱口，來降低菌血產生的可能性，預
防在診療過程中，菌血對於患者可能造成的後續影響。

請戒菸

抽菸不但會增加牙周病發病的機會，也會使得牙周病
發病後容易惡化，甚至抽菸族群牙周病的治療效果會大打
折扣。因此如果在牙周病的治療期間，可以讓患者戒菸，
牙周病真的可以得到明顯的改善。

我常苦口婆心建議患者：如果能在治療過程中戒菸的
話，可以保障得到較好的治療，結果很多患者下定決心戒
菸後，不只本身受惠，也同時讓家人免於二手菸的毒害，
一舉兩得又利己利人，多划算！

根據研究顯示，口腔維護比較差的人，得到呼吸道疾
病的機率是口腔維護良好的人的 1.3-4.5 倍，得到牙周病
也會增加得到呼吸道疾病的比例。所以如果不想成為慢性
呼吸道疾病的高危險群，真的就要小心的控制牙周病一再
發生的可能性。

牙周致病細菌，並不會造成口腔癌

牙周病的主要發病原因，必須一個是會發病的宿主，另外就是具備破壞牙周的細菌。但牙周致病的細菌，並不是造成口腔癌的主要原因。

62 歲育有三子的公務員江先生，就診時發現患有普遍重度急性成人型牙周炎，又有高血壓及高血脂的病史，醫師發現江先生兩側牙齒都不能做咀嚼食物的動作了，甚至有些已經是無救牙。

江先生一聽害怕極了：「有其他醫師跟我說，這口牙是已經治不好了，頂多只能定期洗洗牙，等牙齒開始搖晃再來拔牙，我已經有好幾顆牙齒搖晃得很厲害，牙齦還常常發腫，我每次定期去洗完牙，也沒覺得有改善，我是不是得到了口腔的癌症啊？」

口腔癌有很多發病的原因，一般來說在口腔最常看到的是表皮有關癌症，大部分都是跟喜好刺激性的飲食習慣有關，例如嚼檳榔、抽菸，造成口腔長期慢性的刺激。口腔癌除了表皮病灶外，常見還有腺體之類的癌症，這些都與造成牙周病的致病細菌是無關的。

女性一生與牙周病的關係

女性朋友與牙周病，在一生當中某幾個階段，有極大的關係：

第一種關聯，是在月經期間

常見牙齦有紅腫，甚至是容易出血的情形，主要是因為黃體激素的增加，使得牙菌斑累積的速度也會跟著被活化，有些女性在月經來前的 3-4 天，會感覺牙齦發酸或出血的現象，在月經期間牙齦會反覆的紅腫發炎，使得牙齒間的牙齦（齦乳頭）會感到不舒服，有人甚至覺得舌頭發酸、臉部也容易產生潰瘍，這些症狀通常在經期結束後就會停止。不過不論何時，都一定要保持良好的口腔衛生習慣，才不會受到經期期間荷爾蒙波動的影響。

第二種關聯，是懷孕

王太太 43 歲，育有一男一女的家庭主婦，就診時發現患有局部中度慢性成人型牙周炎。醫師詢問她為什麼會對牙周病的治療排斥？是因為過去曾有過不愉快的治療經驗嗎？

「多年前我懷第二胎時，因為牙周病去看醫生，醫生告知我必須要做手術治療，同時要多次回診才行。可是我要帶老大、又要照顧婆婆、煮飯洗衣做不完的家事，時間上根本沒辦法配合；再說懷孕期間，用藥不是要非常小心嗎？一聽到牙周病得治療竟然還要手術開刀，嚇壞了，當然就打了退堂鼓，一拖就拖了好多年。」

其實懷孕的本身，並不會對牙周造成影響，會有影響的其實是荷爾蒙、動情激素、黃體激素的改變而提高牙周發炎的機率，增加高達 30％ -100％。因此，我提供給懷孕婦女朋友這些建議：

- 要懷孕前或是懷孕中，都能尋求牙醫師的檢查，了解自身的口腔狀況，是否可以安然度過這段時間。
- 一般的口腔治療，在懷孕期間是安全無虞的。

- 第一期懷孕如果需要照射 X 光片的話，是安全的。
- 不管是在哪一期的懷孕階段，如果有發現急性的感染膿腫，甚至是有感染菌血症的可能性，就需要立即投醫。
- 懷孕第 12-22 周這段時間，是最可以接受牙科治療的時間，如果這時有牙周的問題，是可以接受牙根深部刮治及整平的治療。
- 牙周病經診療後，如果狀況沒有繼續惡化，而想進行讓牙齒縫隙變小這類型屬於非緊急性的治療，建議選擇產後再進行。
- 如果延遲就醫，可能會影響母體及胎兒，造成早產或胎兒體重過輕，所以治療要及時。

 —— 妊娠期牙齦炎 ——

　　孕婦通常在妊娠第 2-3 個月時，是牙齦炎最嚴重的時候；到第 8 個月會慢慢趨緩，到第 9 個月時就不明顯了。這種現象叫「妊娠期牙齦炎」，同樣也會有腫脹出血牙齦

發紅的情形，原因也是因為黃體激素的增加，免疫系統過度的反應，使得牙菌斑累積的破壞能力也會跟著被活化，建議在懷孕前就能先就醫預防或控制。

　　因為激素量的急速增高，導致牙周病細菌刺激的反應較劇烈，讓牙周產生明顯的發炎變化，甚至有少部分的孕婦會產生懷孕的肉芽腫瘤。這種增生在牙齦邊緣的組織，會有部分會覆蓋到牙齒，稱之為「妊娠期肉芽腫瘤」。

 ───── 妊娠期肉芽腫瘤 ───────────────

　　妊娠期肉芽腫瘤，通常是發生在懷孕的第 3 個月，其他的階段也有可能。肉芽腫瘤聽起來非常駭人，它跟癌症沒有直接的相關性，比較是屬嚴重發炎的反應結果。

　　如果口腔清潔不當或是不良的假牙補綴，都有可能會導致肉芽腫瘤發生；肉芽腫瘤的本身不會產生疼痛，除非是肉芽過大，在咀嚼的時候咬到才會有不適感。

　　這些症狀通常在妊娠結束後就會停止，不過也有少部分婦女，會遭受持續性的破壞，所以建議產後還是要持續就醫診治。因為懷孕期間會有用藥及照射 X 光的限制，使得治療上更增添難度，所以有許多孕婦選擇不接受治療，但這些問題會進一步影響到胎兒的健康。

牙周組織感染，會改變羊水內的環境

　　根據研究，有牙周病的孕婦產下體重過輕的胎兒或早產的機率，是一般孕婦的 7-7.5 倍，目前學術界的推測是因為牙周組織的感染，會改變羊水內的環境。因為牙周病的細菌隨著血液進入到胎盤內，留下了細菌毒素或代謝後的廢物，母體有一種防禦機制，一旦發炎有可能會為了抵抗而提早分娩。所以特別提醒要準備懷孕的準媽媽，一定要好好照護好牙周健康，因為有健康牙周就可以提高寶寶健康的機率。

—— 罹患牙周病懷孕婦女要特別注意 ——

　　牙周病的細菌，會跟著血液流動到胎盤影響到胎兒，

造成體重偏輕，甚至早產；另一方面孕婦本身也會因荷爾蒙的變化，使免疫系統過度反應，進而造成牙周病情加劇；所以傳說中的「懷一次孕，掉一顆牙」確實是有相關性的。

第三種相關，是服用口服避孕藥

口服避孕藥中，有荷爾蒙的成分，會刺激黃體激素升高，如果有持續服用的習慣，可能會造成牙齦紅腫。另一方面有些牙醫師會開立抗生素的藥物，也會影響口服避孕藥的效果。這相關性值得注意，可以事先提醒幫你看診的牙醫師。

第四種相關，是更年期

更年期的影響，是關於女性朋友「所服用的補充藥品」是什麼？如果是雌激素，則影響不大；如果服用的是黃體激素，則會增加牙齦紅腫出血的反應。

「停經後的牙齦口腔炎」是很少見的，患者的症狀會是牙齦發亮、口乾、牙齦的顏色可能會出現死白到深紅的極端性，口腔會有灼熱感，味覺及嗅覺會出現異常，特別

對於鹹、酸、冷、熱，會有特別敏感的知覺。有些人甚至會覺得很難將假牙取下來，牙醫師會特別針對這種口腔黏膜的情形，以藥物或黏膜牙膏來做症狀的紓解。

　　另外一個更年期婦女與牙周病的關係，是有研究顯示停經後的婦女，所產生的牙周變化，主要是在搖動度會增加，但真正的成因，目前仍在研究中，不全然是與骨質疏鬆有關，但停經後的確會影響到骨頭的品質。

牙周病的發病

　　牙周病發病，不只是刷牙時的清潔不夠徹底，會造成牙周病的原因，我們稱之為風險因子：

　　第一類是「絕對風險」，意思是只要有這因子的存在，就會有很高的機率罹患牙周病。

　　第二類是「相對風險」，比絕對風險小一點，未來罹患牙周病的機率比一般人高一些。目前已經證實的絕對風險因子有糖尿病及抽菸。

風險因子

　　早在 2000 年，就已經被牙周病界廣泛接納的幾個風險因子，請讀者朋友們一起關心：

● 遺傳

　　如果父母親有牙周病，下一代罹患牙周病的機率就會

提高，先天基因的影響，是來自父母家族的遺傳，有可能造成兒女身上有比較容易產生牙周病的基因，甚至是隔代遺傳。一般來說父母親有牙周病，比較容易在小孩子身上找到牙周病發病的機會，在牙周病的診斷裡面，常常把致病因子列出來，其中一個便是病人有會發病的「宿主基因」存在，才可能讓牙周病的細菌乘虛而入。

有時會聽患者轉述：「醫生說因為是遺傳，所以我有牙周病不需要特別治療。」這樣的迷思，我認為一定要打破。牙周病的細菌必須要高到一定的量，才可能有破壞能力，牙周病的危險因子如果有先天的基因，加上後天刷牙又不良，再有抽菸習慣或是糖尿病，的確會比一般人更容易罹患牙周病。

牙周病是會遺傳，但基本上是不會傳染的。目前的研究顯示，只有在有血緣關係的家族成員間，曾發現相同的牙周菌株，但即使是有相同菌株也不代表一定會發病，唯一有可能互相傳染的，是同卵的雙胞胎，因為雙胞胎之間有接近的菌種。

—— 如何打破家人間可能的細菌交流 ——

- 不要共用牙刷、牙膏，甚至漱口杯。
- 如果感冒已經快要痊癒，就請更換一支新牙刷，因為感冒的病毒，也有可能會短暫停留在牙刷上，造成重複感染的可能。

● 抽菸

抽菸以及糖尿病，被認為是最直接影響牙周病的危險因子，它們的存在，會讓牙周病有更高的發病率，一旦發病也會較一般人更嚴重。抽菸的頻率數量，研究建議戒菸要超過 6 個月以上，才可有助於牙周病的治療。

● 荷爾蒙異常

懷孕時因為動情激素、黃體激素的改變，激素量的急速增高，導致牙周病細菌大量增加而更具破壞性，停經的婦女則是容易因此而導致骨質疏鬆。

●全身系統性疾病

全身系統性疾病如糖尿病、骨質疏鬆、免疫系統 HIV（極具破壞力的人類免疫不全病毒），或是容易產生血液性疾病、與結締組織有關的疾病。

●壓力

如果患者主訴有壓力問題，這也要列入評估。

●營養問題

營養不良（過多或過少）、體重過胖、過瘦都要考量。

●服用藥物

如血壓藥、抗凝血藥物、抗排斥的藥物、消炎藥、止痛藥、會造成口乾症的藥物，都在要小心的範圍內。

●齒間密合度有問題

口中有不良假牙，或早期補過，但多少已喪失應有密合度的牙齒，這些都容易造成殘留食物卡在縫隙間，不容易被清理乾淨。

●個人口腔衛生習慣

個人的口腔衛生習慣不良，使牙菌斑及牙結石容易累積，這就有賴個人的習慣矯正了。

● 曾是牙周病患者

　　牙周病的治療，不能全靠牙醫幫忙，當一個療程結束後，個人的口腔衛生習慣，要自己負責。美國牙醫界曾在2005年，盛行如何降低牙周病風險因子的推廣，方法有：

- 如果有牙周病家族史，請主動投醫檢查。
- 請積極戒菸，可使用多種戒菸方式同時進行。
- 懷孕前就要養成良好的口腔習慣，才能先預防懷孕期間可能的變化，針對停經婦女建議多補充鈣來減少骨質疏鬆的情形。
- 有全身系統性疾病的患者，建議與醫生討論將疾病控制在合理範圍內。
- 壓力如果無法自行排除，可尋求心理醫師的協助。
- 做適當的營養控制，過輕或過重都不好，也可尋求專業營養師的協助。
- 建議與醫師做討論，是否可以更換較不影響牙周病的藥物，例如較不會造成牙齦腫脹或是影響血壓的藥物。
- 請牙醫師將口中的不良假牙或填補物做更換。
- 學習良好的口腔衛生習慣，學習正確使用牙刷、牙

間刷、牙線。

● 控制牙周病的復發，配合咬合的調整，避免磨牙及咬緊牙關的動作。

發生的年齡

多數人都以為牙周病在成人發生率高，但是牙周病也有機會在其他年齡嚴重發病。以這位病人李先生為例：

36 歲、已婚、育有一子。就診時發現患有普遍重度慢性的成人型牙周炎，李先生在門牙及第一顆大牙，有明顯的破壞，所以臨床上懷疑李先生在年輕時曾患有「快速進行性牙周炎」，在醫師詢問後，李先生回覆：「不是很確定，不過在高中時期就常有刷牙出血的情形，不知這樣算不算？我是不以為意，還是每天好好刷牙，出血的狀況就會好轉。但是每到有大考的時候，出血的情形就會復發，但是因為也不會疼痛，從來都沒想過需要好好就醫檢查。」

牙周病發生年齡層表

年紀	臨床現象	疾病名稱	建議治療
6-15 歲	混合齒列	牙齦炎	正確刷牙
16-24 歲	早發性	牙周炎	專科牙周治療
25-34 歲	快速進行性	牙周炎	專科牙周治療
35-64 歲	慢性進行性	牙周炎	視嚴重度，尋求一般科或專科治療
65 歲	慢性、老化	牙周炎	視嚴重度，尋求一般科或專科治療

6 歲時萌發的牙齒

　　牙周病特別好犯在 6 歲時就萌發的牙齒，譬如說 4 顆大牙、4 顆門牙、上顎正門牙 2 顆、下門牙 2 顆，這些是在身體裡面存在最久的幾顆牙齒。這幾顆會首先發難，當然也不排除在其他的牙齒上也會有牙周病的跡象，嚴重的話，甚至發生牙齒搖動移位的情形，使得嘴型甚至臉型發

生變化。

────── 6 歲起是最重要的牙齒保健階段 ──────

　　6 歲後是進入最重要的牙齒保健階段，因為恆齒及乳齒更替是從 6 歲開始，生長出的第一顆大牙和門牙，是人類生命中牙齒生長周期最長，也是陪伴我們最久的牙齒。雖然最不易清潔到的是生長在乳牙臼齒面的 4 顆大牙，但是每顆牙齒都很重要，千萬不要只顧了前面，卻忘了後面，所以我認為 6 歲是開始注重牙齒照護的關鍵年齡。

　　很多人以為牙周病只會發生在成年人族群，事實上根據研究：90％以上學齡期的小孩，也曾有牙齦炎的經驗；家長們也請多留意小孩的牙齦炎症狀，例如有紅腫發生、出血、也可能會產生牙齦萎縮讓牙冠看起來比較長，以及口臭。若有這些情形，請盡速帶孩子接受治療。雖然這些症狀在孩童族群不易產生更嚴重的破壞，只要定期給牙醫

師做追蹤，保健牙齦炎是可以被預防與完全根治的。因此家長有責任，要幫孩子從小建立正確刷牙及使用牙線的好習慣。

針對 6 個月大的小嬰兒

已經開始萌發第一顆牙齒，家長可以用食指纏繞紗布替代牙刷，幫小孩清潔口腔。

針對 2-4 歲的小朋友

牙醫師會建議，可以從 2 歲就開始使用牙刷幫小朋友刷牙。首先家長可以讓小朋友將牙刷當成玩具看待才不會產生恐懼感，接著讓小朋友躺在床上或是讓小朋友的頭枕在家長的大腿上，張開嘴巴後用兒童專用牙刷幫小朋友刷，再大一點的孩子，可以讓他站在鏡子前，家長站在小朋友身後，來指導刷牙的正確角度、姿勢和方式，讓小朋友知道餐後及睡前都要刷牙，是健康寶寶的習慣養成。這對孩子的一生，是非常值得的健康教育投資。

16 歲 -24 歲期間的青少年

在 16 歲 -24 歲左右，這個族群的患者都是在升高中及大學階段，常常莫名其妙發生刷牙出血，甚至牙齒搖動，影響了求學的專注力。這群孩子算是「早發性族群」，

發病通常都是在身體相對健康、牙齒也沒什麼問題，但是牙周病明顯。

26 歲 -33 歲的打拚年齡

這個階段，通常是在努力工作爲生活打拚，卻反被牙周病困擾，這也算是早發性牙周炎，之前曾被歸類爲「快速進行性」牙周炎。這類的牙周炎患者通常會自行尋求診治，有別於高中大學階段的患者是由家長陪同看診，剛出社會的患者對牙周炎的認識不夠，常常會以爲身懷怪病，這其實是早發性牙周炎的菌種，在這些容易發病的宿主身上提早爆發的結果。

破壞的情形大概也都跟牙齒在身上的年齡有關，例如6 歲或 7 歲萌出的正門牙和第 1 顆、第 2 顆大牙，或是側門牙等這些牙齒，會相對性的比較嚴重，但這些問題牙只要提早發現提早治療，都能夠在年輕時控制下來，以後只要定期的做追蹤保養，基本上牙周病就不會有快速的破壞發生。

國民健康局曾做過調查，40 歲以上成年人中，有90％以上，出現輕重程度不一的牙周炎，但比起會讓人難以忍受的牙疼來說，大多數的人對於刷牙時會流血多無

所謂。甚至認為只是刷牙太用力，或是牙齦紅腫破皮；若是伴隨著有口臭，則是錯以為火氣大或睡眠不足而不在意。但事實上，當有這些情形發生時，請讀者朋友不要掉以輕心，還是到牙科去做做檢查為妙。

針對患者的臨床建議

口腔健康是全身健康的重要基礎，可以利用以下幾點做牙周症狀的自我判斷：

- 牙齦出血紅腫。
- 是否有口臭？
- 牙齦萎縮的程度。
- 牙根敏感嗎？
- 牙齒是否鬆動？咀嚼產生困難？

看門診時

要主動告知牙醫師：

- 是否有罹患糖尿病、心血管疾病的病史？
- 是否有長期服藥？是哪幾種藥物？
- 是否有牙周病的家族史？

● 是否有抽菸習慣？

● 請牙醫師提供完整的牙周篩檢檢查。

－系統性疾病患者接受牙周治療務必告知牙醫事項－

系統性疾病		緊急處理	非手術	手術
糖尿病糖化血色素 N（HA1c）％		N>7.5	7.5>N>6.5	N<6.5
高血壓（mmHg）	收縮壓（Ns）	Ns>160 Nd>115	160>Ns>140 115>Nd>90	Ns<140 Nd<90
	舒張壓（Nd）			
孕婦懷孕		第一期（3-12週）第三期（24-36週）	第二期（12-24週）	分娩後
心血管疾病	心肌梗塞／心臟衰竭／中風	曾發作6個月內	停抗凝血劑3-7天	不做
	換人工瓣膜等	預防性抗生素	預防性抗生素	預防性抗生素
	心律不整—單極調整器		不可用超音波洗牙	

接受治療後

● 要做好口腔的衛生保養，一天要刷牙 2-3 次並使用
牙線或牙間刷 1-2 次來清潔牙齒縫隙，適時更換牙
刷並選擇正確的牙刷及牙膏。

● 要自我提醒舌頭的清潔。

● 牙周感染可以藉由治療來獲得控制，不要輕易接受
拔牙的建議。

● 維持定期的牙科回診檢查。

● 牙周疾病的診治必須是在矯正牙齒、裝假牙、植牙
前完成治療。

● 牙周病非老化現象，如果要有效控制療後成果，患
者就必須與牙醫師密切合作、積極保健。

有全身性統性疾病及牙周疾病的患者

● 維持良好的口腔衛生習慣，餐後尤其是睡前都一定
要用使用牙刷，一天中起碼要有一次，使用牙線或
牙間刷。

● 常常觀察口腔中的健康，如果有潰瘍出血等症狀要

儘速投醫檢查。

- 每 3-6 個月，做一次口腔健檢。

- 不要輕言拔牙，過去的習慣是將患病的牙齒直接拔除，但是其實現在的技術已經可以只針對患部做清潔及感染控制。除非已明確安排拔牙後續的積極治療，否則是不建議輕易拔牙的，因為拔牙後所產生的連鎖反應更難想像，可能會造成假牙不易裝設，或是其餘健康的牙齒移位種種可能，反而造成日後更大的不便，降低了生活品質。

- 維持良好的飲食習慣，選擇低糖低脂肪的食品。

- 請戒菸，越早戒菸對疾病的控制效果越顯著。

- 建立良好的血糖控制。

- 定期檢查血壓及膽固醇的指數。

- 養成規律運動習慣，降低生活中的壓力因子。

- 接受流感及肺炎的疫苗注射。

第三章

牙周病的治療

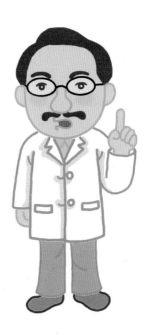

　　牙周病治療基本上是「控制疾病」，恢復健康與功能，而無法完全恢復原有未被破壞前的健康狀態！牙周組織有如地基，流失之後就沒有了；牙醫們所能做的，只是穩住現有的地基，讓它不要繼續惡化下去。

　　根據國外研究，牙周病治療後復發的機率約有三分之一以上，主要是控制不當再感染的緣故，重點是患者一定要與醫生配合，定期做回診。治療手術後的維持非常重要，只有定期追蹤、保養，才能確保及早再發現、及早再治療，因為一旦罹患牙周病，一輩子都必須與這群兇狠的口腔細菌抗戰。

牙周病程治療老實說

　　牙周病的治療目的是希望恢復健康功能、舒適及美觀，是有志牙醫的全盤考量。我們希望從大處著眼、小處著手；大處著眼是希望最終能在笑容和開口說話時，能讓患者有一個比較理想、自信的表情，但是牙醫在著手治療時，會優先考量「滿足健康上的必要」，再來是功能需求與舒適度，最後才會是美觀。

—— 仍可用的牙齒，盡可能治療保留 ——

　　我認為，只要是仍可以使用、具有功能性的牙齒，應該是盡可能的治療，以求能保留下來，不要輕言拔除。

　　但如果說患病的牙齒，是位在已經影響咀嚼功能的後

牙區，就得依治療後的效果來判斷留與不留之嚴苛考驗；
而前牙區對於功能性的要求不高，即使牙周病的破壞很嚴
重，但門面美觀度仍在可接受範圍內的話，則會傾向留下
自然牙根。這些治療過程、效果，與患者本身的條件、意
願、醫生的經驗能力都有很大關係。

　　搖晃了的牙齒，是否可以繼續保留使用？大部分醫生
的觀點，通常會認為搖晃的牙齒，是不良於咀嚼該建議拔
除。但其實不然，在我的臨床經驗裡有許多患者，仍是會
繼續使用會搖動的牙齒，所以依據患者的意願及使用情
形，我仍會儘量幫患者保留下會搖動但仍堪用的牙齒。
　　牙周病著重在細菌的控制，最保守的方法就是在有牙
周破壞的傷口及牙齒區域，做好清潔去除牙菌斑及牙結
石，如果確實執行，一般人都可以得到預期的復原效果。
除非有些病人的年紀還小，就已遭到明顯的破壞，患者是
具有早發性的牙周炎或快速進行性牙周炎，這時牙醫師會
建議患者使用藥物，特別是投以抗生素藥物來達到細菌的
控制。
　　牙周病的治療程序，醫師最先教育的，是希望患者在

接受治療後以正確的清潔方法，繼續保持口腔的狀態。牙周病醫師要做的第一步，就是先建立患者正確的口腔衛教觀念、知識，讓好習慣成自然。

● **牙周治療著重做好清潔與去除牙菌斑、牙結石**

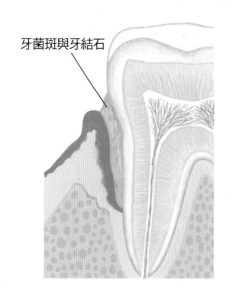

牙菌斑與牙結石

牙周病的治療是靠醫師及患者共同來完成，在清潔方面可以分兩個大方向來看，一個是牙齦以外牙齒上的清潔，一個是牙齦以下肉裡面的清潔。牙齦以外的清潔是醫師及患者共同的工作，先由醫師診治患者的牙齒到相較健

康的狀態後，教導患者建立正確的衛教知識以及如何實踐，再由患者維持後續，不論是舌側、頰側、咬合面及縫隙都要確實做到清潔。

關於牙齦以下的清潔，患者可使用工具，例如牙刷、牙線清潔深入牙齦以下 1 毫米的位置，就能達到牙齦下 3 毫米內不會累積厭氧菌的效果。但如果是更深牙齦下的結構清潔，就必須仰賴牙醫師來完成。

● 牙醫師的第一招，是非手術治療

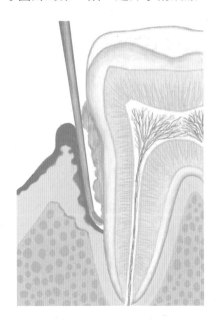

　　牙醫師的第一招是非手術治療，先用專用器械（牙周刮刀）伸到牙齦溝內，將不屬於牙齒結構的牙菌斑、牙結石及毒素刮除乾淨，非手術治療可以診治牙齦溝深度達 4 毫米（初級）、5-6 毫米（中級），甚至是深度高達 7 毫米的牙齦溝。

● **手術治療**

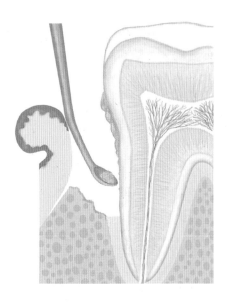

　　如果非手術治療的第一招完成後，評估發現還是無法清除殘留細菌的話，才會動用到第二招手術治療，將牙肉

掀開，直接清潔牙根表面，並修補骨頭缺損處。

嚴重牙周病牙齒的存留問題

　　牙周病醫師的天職，就是診治發病的牙齒儘量保留下來！根據筆者參與一系列無救牙的研究，凡是治療過的牙齒只要沒有更進一步的惡化，都應該考慮保留下來，有些患者對於口內任何一顆牙都無比珍惜，即使狀況不佳，缺少對咬牙，仍執意保留，即稱爲「植物牙」。

 ── 植物牙 ────────────────────

　　植物牙的意思就是，雖然牙齒的功能性不高，但是爲了不想再失去牙齒，醫師還是會順應患者意願，保留植物牙。這些留在口內無功能的牙齒，要長期保存就需多費心做好口腔保健，否則不僅本身惡化得快，還會影響鄰牙。

牙周病的預後，可分爲 5 級
　　第 1 級，無救牙（Hopeless）是最壞的一級。

第2級，不良牙（Poor）。

第3級，尚可牙。

第4級，不錯牙。

第5級，很好牙。

通常牙周病專科醫師最大的挑戰，是如何留下無救牙、如何改善不良牙。

無救牙

是唯一即使治療，還有可能會惡化的牙齒，通常搖動度明顯，骨頭流失嚴重≧70％，也有治療困難的分岔病變。分岔的感染，是形容大臼齒的牙根與牙根之間支持的骨頭流失，像這樣的牙齒即使治療也不見得會得到改善，所以稱作無救牙。在患者有興趣治療的前提下，如果醫師有能力及經驗的話，是可以試著治療看看，可能有 1/3 的機會惡化、1/3 不變、1/3 會改善，因此仍有 1/3-2/3 的牙齒有留下來的機會。

不良牙

破壞程度比無救牙少一些，也是有些微的搖動度，齒槽骨的流失度大約 50-70％，牙周囊袋的深度大約是 7 毫米。不良牙的復原需要花較多的時間觀察。

其他的三、四、五級較沒有牙齒去留的問題。

預後的等級不是一次定江山，預後的判定在治療的過程中可以分三期來看：

第一期，診斷期。

第二期，治療完成後。

第三期，製作假牙前。

判定的標準是一期比一期嚴格，診斷期是根據現狀判斷，一般來說，因爲尚未診治會傾向歸類到較差的等級；治療完成後期如果癒合狀況不錯，同一顆牙就有可能會被改歸類到較好的等級，先留下繼續做後續觀察。例如有些無救牙預後的狀況不錯，就被改歸到不良牙或是尚可牙的等級。

製作假牙的時候用來作爲支柱的牙齒，需要較強壯的條件，如果應該作爲支柱位置的牙齒，假設是曾罹患嚴重牙周病，而造成固持性明顯不足的牙齒，通常就會考慮拔除，或是合併其他自然牙才能完成牙橋的製作。

影響預後判斷的因素

是人與人之間個體的差異。

是牙齒的條件個體的差異。

這會因為醫師的能力、知識，及患者的時間、金錢、心理、生理因素，而有所不同。如果醫師光有知識但能力不足的話，會發生有勇無謀、依樣畫葫蘆的醫療方式。如果醫師是有能力，卻無知識的話，則會有眼高手低、知難行易的情形；這兩種狀況都是不理想的。

有些醫師會盡力提供能力所及的治療，如果患者的患病狀況超出能力所及，就會轉診給其他有能力的醫師或是大型醫院的專科門診，但在我多年的轉診合作經驗裡面發現，很可惜有些醫師可能會草率處理，將病人也許還可以診治的無救或不良牙直接拔除。

患者的時間及金錢因素若較不允許，拔牙的機會會比較大或是傾向製作活動假牙；心理因素則是指過去有許多感受不好或令人害怕的經驗，通常這種狀況下預後的牙齒也容易是歸類在比較不好的等級。最後的生理因素，是指如果患者本身就有系統性的疾病問題，也會影響預後的情形。

影響牙齒去留的問題

有三類牙齒一定要拔：

● 牙齒會垂直搖動。

- 牙齒有垂直裂痕（縱裂）。
- 治療後仍惡化或其他治療已經確認失敗，例如根管失敗、蛀牙齒損嚴重。

牙齒可能要拔的狀況

- 支持組織太少，不足以負擔該位置所應具備的咀嚼功能，通常是位於後牙區的牙齒。
- 牙根的型態比較短、窄、尖，這類型的牙齒通常治療的效果會較差。
- 牙根有分岔感染。
- 結構及齒質較差，比如說有些人曾做過根管治療的牙齒，會變得比較脆容易崩裂。
- 齒列不整的牙齒，如果不考慮矯正就有可能會考慮拔除。
- 僅剩的自然牙數量少、牙周病又嚴重的牙齒，如果沒有鄰牙來分擔咬合力量的話就會傾向拔除。

一開始進行的非手術治療

通常會刮治牙根，將牙菌斑牙結石和毒素刮掉，是種不用把肉掀開、但須上局部麻醉的非手術治療。將牙根潔

淨後，就能讓牙肉重新貼回牙根，讓牙周囊袋可以復原到合適的深度，再度成為健康的牙齦溝。

　　一般來說，牙周的非手術治療大約需花費 1-2 個月不等的時間，如果在治療完後，還有深囊袋無法藉著非手術治療來達到理想效果、需要補足骨頭的缺損或是需要修整骨頭形狀的話，就需要藉由牙周的手術治療，一般大約需再花費 3-6 個月的時間來完成。

────「以牙還牙、以惡還惡」值得商榷 ────

　　如果對於牙周病的治療，醫師是採取「以牙還牙、以惡還惡」的態度，這就值得再三商榷！

　　因為如果只短程的思考以人工牙換自然牙，卻沒有先去改善原來惡劣的牙周環境，就算以植牙替換，也還是建築在有可能被牙周病侵犯的惡劣環境來迎接新的植牙，使得不健康的牙周地基持續影響未來的人工牙。一般來說，醫師當然是希望能藉著醫療，將患病的自然牙治療後儘量留下來。

　　臨床上看到許多案例，事實上牙齒還處在可以治療的階段，但是患者在不知道醫生其實是已經沒有興趣或能力繼續治療的情形下，而接受了拔牙的建議。我個人覺得這樣的治療模式很容易產生醫療的糾紛，特別是那些還可以被拯救的自然牙，卻被換成植牙這種「以收入導向」的治療思維，我稱之爲「以牙換（植）牙、以惡還惡」。

────── 面對牙周治療，要愼思的事 ──────

　　罹患牙周病的牙齒，不是產生搖動就不能繼續使用，許多發生搖動的牙齒是因爲發炎、咬合創傷，這兩個原因產生的搖動，只要透過適當的治療，都可以被改善，使自然牙的壽命得以被延長。

　　若是牙齒產生搖動的主因，是支撐牙齒骨頭的流失；如果搖動的幅度過大，某些狀況可以透過補充骨質來克服。其他會造成牙齒搖動的原因，例如患者矯正反應不良及更年期發生骨質的變化，這些狀況就比較無法改善。

　　牙周病治療的過程，很少會需要投藥，大都是治療後為減輕傷口疼痛，會開立止痛藥物；假設有做開刀手術，才會需要配合消炎及消腫的藥物。在整個非手術治療的過程中，除非是早發性的牙周炎，也就是發生在 35 歲以前的患者，醫生才會考慮投藥。因為早發性牙周炎細菌的破壞速度似乎比一般細菌要來得更快、更猛烈，針對接受植牙的成年人患者，醫生也很少會投以抗生素，除非是這位患者牙周病復發的頻率過高，或是在接受植牙後沒過多久即產生牙周病徵兆。

　　當牙周病的病人願意接受治療時，不只是有「意願」而已，要下定決心與耐心來建立正確的口腔衛生習慣。請先要做的心理建設包括：

- 口腔衛生習慣的養成，在醫師治療後的定期維護，一樣需要病人的配合。

- 基本治療一般的療程，需來診所4-6次，前3-4次需一星期來一次，把牙根表面分2-4次刮乾淨，才能觀察牙周恢復及病人的口腔衛生，如果需要手術，需再多花3-6個月，且多次回診。

錯過初期治療，將會有更艱苦奮戰

如果讓牙周病越過了初期的階段，由於支持牙齒的骨頭已經遭受侵蝕，治療的時間必然很長，而且需要更長期的追蹤病情，倘若病人無法下定決心與耐心配合牙醫師，同時自我要求要維持高標準的口腔衛生時，只有牙醫師獨力處理，牙周病的康復速度會顯得遲滯，甚至讓牙周病在短期內反撲。

透過臨床的測量、X 光評估，醫師可以了解病人每顆牙齒牙周破壞的嚴重度，診斷找出致病原因後，即可訂出適合的治療計畫。當然治療效果會一併列入評估，例如是否需要做假牙或矯正的手術治療、病人之後的定期維護回診等等。一般來說，多會分爲三階段來處理：

治療目的，盡可能的保留自然牙

牙周病治療的目的，當然是盡可能的保留自然牙，除非病齒已嚴重到會在牙間傳染，通常牙醫不會輕易的要病人拔牙來當作治療的選項。所謂基本治療，醫師會以器械深入到牙齦發炎的底部，徹底清潔牙齒表面與深部的髒東

西，包括牙菌斑、牙結石及已被污染的牙骨質。

健保牙周病治療給付項目

牙結石清除（洗牙）、牙周病緊急處置、牙周敷料、齒齦下刮除、牙周骨膜翻開術、牙齦切除及牙周疾病控制基本處置（牙菌斑偵測及去除維護指導）等。

健保牙周病治療給付項目不包括

● 牙周組織引導再生術（骨粉、再生膜）、牙齦自體移植、結締組織移植、牙面色素去除、牙周抗生素凝膠、牙周炎凝膠。

● 因美容目的而做的牙周整形手術、牙周去敏感治療及雷射治療等。

 —— 牙周病療程 ———————————

一般牙周病非手術療程可能要花上一個多月的時間，以便觀察牙周組織經清除後牙齦改善的狀況，再評估要不要手術的處理。

大多數的牙周病患者，經過這階段牙周病問題，多已有滿意的治療結果。醫師所教導的口腔衛生維護，經治療後的牙周組織才能緊貼牙根表面，病人務必遵守落實去做。

一定要照全口的 X 光嗎

當病人被告知要做「全口的 X 光」檢查時，常會反問一定有這個必要性嗎？

由於牙周病是軟硬組織兼具的疾病，軟組織的病變也許可以靠視診及其他工具幫助診斷，但是牙周病齒槽骨的破壞，卻必須由 X 光片來顯像。

牙周囊袋或搖動度等等的探測，都可能低估了牙周硬組織的破壞。更何況其他牙齒病變如齲齒、阻生齒、牙根尖囊腫等等的問題，一樣是牙周全方位治療不可忽視的訊息。就如同牙科其他 X 光照射，是絕對具有其不可取代的診斷價值的。而 X 光照射技術的不斷進步，也使得照射所需的劑量不斷下降。相較於日常生活所接受的輻射暴露量，例如來自於日光、土壤、大氣的輻射等等，相形之下是很低的。

舉例來說：

● 全口 14-18 張根尖及咬翼 X 光的照射，大約等於 8
天日常生活所受的輻射量，或等同於在日光下曝曬
4 小時。

● 一張胸部 X 光的暴露劑量，大約可以照 500 張的
牙科 X 光片。

● 目前最新型的數位式 X 光照射，更可將暴露劑量
減至十分之一，病人可放心解除對 X 光劑量的疑
慮。

手術治療

牙周病的治療不一定需要手術，基本的治療可解決大
多數的牙周病，一旦還有問題時才會考慮手術，牙周病手
術是個小手術不需要住院，手術後一般只會有輕微的不舒
服，不會影響作息，除非是大量填補骨材、牙周再生或大
面積補肉之外，其他手術建議預約周末前或安排術後休息
2-3 天即可。

即便是小手術，術前準備──

● 應保持良好身體狀況。

- 忌睡眠不足、過勞、感冒、生病、口角炎或口內黏膜感染。如有這些情況，請 24 小時前告知醫師，及早變更手術日期。
- 如有心臟病、高血壓、糖尿病等問題，務必請術前先告知手術醫師，並按照醫囑服用藥物。

手術當天──

- 病人請勿進食過量，食物宜清淡。
- 保持頭髮清潔、刮除鬍鬚，並請不要使用化妝品。
- 手術當日宜有親友陪伴，不要開車或操作機械，以免發生危險，術後當天宜在家靜養。

術後麻藥消退時──

- 會有疼痛及不適感，請按照醫師指示服用藥物，除非有藥物過敏情形，切勿自行停藥！
- 手術區有腫脹現象或服藥後仍非常疼痛、不舒服、發高燒症狀時，請儘快和醫師或診所聯絡。
- 術後 24 小時內如果還有口水混著血絲，屬正常現象，絕對避免用力漱口，以免造成傷口流血不止。
- 如果滲血快速並且血色鮮濃時，請立刻與醫師聯絡。

手術後 24 小時內──

- 手術區會稍微腫脹是正常情形，確定已止血，口中無血味後，請改為熱敷，以促進血塊吸收、細胞再生及減少腫脹。

- 為了保持手術區的舒適及傷口的癒合，白色的手術敷料（surgical dressing）請病人不可自行移除，並請盡可能在複診前維持不脫落。

- 敷料在當天會逐漸硬化，如有掉落，屬於正常現象，但在手術後 3 天內整個脫落的話，請務必與診所聯絡。

- 為維持手術區的乾淨及舒服，手術 24 小時後，應開始用生理食鹽水漱口，可一天輕含多次，以維持正常的口腔清潔，但小心不要將白色敷料弄掉。

- 手術後可以繼續每日正常的工作及運動，但在最初的 3 天內應避免激烈運動、游泳及洗三溫暖。

營養對組織的痊癒很重要，半軟質的高蛋白食物，最適合於手術後食用；辛辣的、刺激的食物或必須用力咀嚼的食物應該避免。手術後第一天，以喝溫冷的流質食物為主，避免過熱的流質食物；絕對不要吸菸、飲用含酒精的

飲料，或做吸吮的動作。營養影響著全身的新陳代謝、組織修復、體內環境的恆定，缺乏營養會減少抵抗力而引起感染，同樣牙周組織會對發炎和破壞的抵抗力降低；因此口腔組織正常的癒合需吸取足夠的營養。

 ── 術後反應 ───────────

　　牙周手術視疾病嚴重程度、治療目的之不同而會有術式和範圍上的差異，因而術後不適的程度也會有所不同。手術區域的腫脹，是身體的正常反應。72 小時後達最高峰，通常會持續 4-6 日後恢復正常；手術後 24 小時內，在手術區域冰敷可幫助控制腫脹及使感覺舒緩。

　　如果是原本會搖動的牙齒，術後牙齒動搖的情況亦會隨手術區域的復原而逐漸穩固；倘若治療後可能還是會搖，這是因為過程中掀開原本具支持性的組織仍未復原的關係，但功能上是不會有太大的影響。

治療後可能會出現的後遺症

牙周病在積極治療後，每隔一段時間便需要做定期回診和保養，才能保持牙周的健康，萬一有疾病復發的情形，也可早期發現治療。

有些患者可能在治療後會出現一些後遺症，比如牙齦會有部分退縮，而且可能不會還原，這是因為發炎而腫脹的牙齦經治療消腫後，變得較健康且結實的緣故。治療過後，由於牙齦退縮，牙根外露，有些牙齒對於冷熱或某些水果會比較敏感，這種情形只要保持清潔，用溫水刷牙，通常 3-4 天會改善，少數人可能需要 1-2 個月。

當療程告一段落之後，醫師通常會依原先病況的嚴重程度、口腔衛生維護習慣的良好與否，來訂定不同之回診時間。通常會在剛治療完時每三個月請您回診，等狀況都穩定之後，可能就改為每半年或一年回診即可。

幾種不同選擇的治療方法

牙周病的病因有很多種，大致歸類可分為幾種常見的治療方法，一般牙醫師們會採用其中一種或者更多種來治

療牙周病。不過在選擇最適合的個人治療方法外，病人必須遵從醫囑、並且貫徹落實，這才是最有效的治療。

超音波清除牙結石

用超音波清除牙齒周圍的沉積物和牙結石，可減少組織腫大、流血、疼痛以及囊袋的深度，可消除牙齦的紅腫。這種刮除牙結石和口腔衛生的預防，是牙齦疾病最基本治療方法。術後過渡時期，儘量避免食用會造成牙齒敏感的食物，牙周病專業含氟、去敏感牙膏，會對此現象有一定程度的幫助。

牙齦下刮治術及牙根整平術

在局部麻醉的狀態下，將器械伸入牙齦下方，用來刮除牙根上的牙菌斑、牙結石和毒素，先清理軟的牙菌斑再來是硬的牙結石，最後是不軟不硬牙根上面的毒素。

- 麻藥消失後的一個小時內會產生疼痛感，醫師會先投以一顆止痛藥，再開立 3-4 顆止痛藥備用。一般人通常一顆就夠或是不需要，因為術後產生的疼痛感，大多是可以容忍的範圍。

- 止血則需要約一天的時間，期間不要常漱口，如果出血就做吞嚥的動作，吞入肚中會有比較好的止血

效果。

- 不要喝熱湯或泡澡。

- 至於清潔的部分，術後的 3-5 天傷口會有較明顯的存在感，建議只輕輕清潔牙齦溝即可，直到牙刷碰觸到傷口不會感到疼痛時，就可以開始進行正常的清潔動作。

平衡咬合

咬合傷害是惡化牙周病的原因之一，因此必須改正咬合關係，若不改正則牙周治療恢復較慢。一般引起咬合損傷的原因是牙齒復形物過高，牙齒轉位和發育異常。不過在平衡咬合之前，必須先將牙結石徹底刮除，減少發炎以及移除肉芽組織，以免肉芽組織在囊內形成壓力，促使牙齒位移的可能性。

牙齒構造的恢復

所有蛀牙必須治療、填補，以免食物和微生物的貯積來減緩牙周組織的恢復。

固定纖維帶

若組織發炎、齒槽骨流失、牙周囊袋形成，促使牙齒不能固定並引起食物包埋，咬合損傷及不敢清潔時，則必

須使用纖維帶來固定牙齒，以維持牙齒的排列，使得咀嚼力量平均，保持良好清潔，使組織復原。

矯正治療和咬合板

矯正治療可以重新建立正確的牙齒相對的關係，並進而減少牙周的發炎。但在矯正治療期間，由於矯正裝置容易堆積食物殘渣，須特別注意維持口腔的衛生。若組織發炎，齒槽骨流失、牙周囊袋形成，促使牙齒不能固定並引起食物包埋，咬合損傷時，則必須使用咬合板來固定牙齒，以維持牙齒的排列。

外科手術及治療

假如保守的牙周治療還不能消除病理性囊袋時，就須考慮外科治療方法。譬如：牙齦增生過度，就須用外科切除來減少組織的厚度；牙齦整形術可以修整過厚的牙齦乳頭緣；牙齦切除術可以消除保守治療後殘留的囊袋。

骨整形術用於厚的齒槽架和頰側或舌側凹骨；骨切除術用來切除支持的齒槽骨以減少或消除牙周囊袋；骨膜下片狀切除術，可使牙醫師移除現有牙根的沉積物、牙結石及彎面不定形的囊袋，也可用無菌自體骨片或同種骨移植來刺激新骨的生成。

這些常見的牙周手術

　　牙周治療必須長期追蹤才能確保治療的結果，除了醫生的診治，患者本身也必須做清潔工作的配合，有時治療後的傷口需要醫師照護一段時間，才能讓患者自行維持，這都有賴於醫生及患者間的合作無間才行。

　　牙周病在療程告一段落之後，只是盡可能的將口腔內的細菌量，減至很低很低，病人的口腔衛生習慣養成，就相對的重要。

　　牙周病並非單純的軟組織疾病，牽涉到很複雜的硬組織的破壞機制，況且牙周病的主要病因，是附著在牙根表面充滿細菌及毒素的牙菌斑與牙結石等沉積物。而牙周病的進程，是屬於「慢性病」的形式，不像急性症狀如急性牙髓炎，立即的處置可得立即的根治。

牙周翻瓣及修骨手術

牙周翻瓣，是在麻醉的情形下醫師用手術刀將牙齦切開、後翻。主要是手術的過程，來觀察牙根深處及骨頭缺損的情形，透過這樣的手術，可以更清楚的掌握牙根的狀態，如果發現骨頭有不規則的現象，也會一併做修整與填補，即是為「修骨手術」。

牙周再生手術

牙周再生手術則是著重在骨頭缺損的部分，將所缺損的齒槽骨、牙周韌帶、牙骨質的結構重生。是藉著手術來重建已經流失的組織，牙周病發病後會沿著牙根表面破壞支持組織包括牙周韌帶、齒槽骨、牙骨質及一部分的軟組織，都屬於需要被再生的部分。

牙周再生手術也是藉著翻瓣方式，來清創牙根表面及骨頭的不規則區域後，將已缺損的部分補上人工骨粉或從自身取得的骨頭重建。假設骨頭的缺損嚴重到讓牙齒周圍的支持明顯流失許多骨壁，而無法包覆骨粉的話，我們會使用再生膜當成骨壁的厚牆，如同防護罩一樣，有了再生

膜的包覆，就能阻止生長較快速的表皮結締組織長進骨頭裡面，影響到韌帶和骨頭細胞正常的生長，這樣才能確保重建後的效果。

牙周整形手術

牙周整形手術，是為了修正因為發育、外傷、疾病因素等造成牙齦、齒槽骨、口腔黏膜美觀的整形，例如牙齦不足的退縮、牙齦過多、唇繫帶過長、缺牙區牙碎塌陷等。

牙齦不足的退縮，可能因為刷牙太用力、牙齒排列不整齊、矯正時用力不當，或因牙周病而造成了牙齦退縮。這不但會使得牙菌斑容易堆積，不容易保持口腔的清潔，也有損美觀，也有患者因而發生牙根敏感、容易蛀牙等問題；牙醫一般會採用牙根覆蓋手術來改善。

牙齦過多有人是因先天的牙肉過多，微笑時會露出過多的牙齦，或牙齦高度參差不齊；有人則是因蛀牙過深或外傷撕裂傷到牙齦。牙齦增生發生原因還包括牙齦發炎、假牙壓迫、服用器官移植抑制藥、服用癲癇藥、孕婦女性荷爾蒙增加、口呼吸等。這類情形，可以用牙冠增長手術

來改變牙齦線的不平整。而唇繫帶過長有時會造成牙齒間隙或牙周問題，唇繫帶切除術的用意，在改善牙周的外觀並維持牙齒的正常功能。

缺牙區牙碎塌陷，是拔牙後常造成該處的牙碎骨頭吸收與塌陷，如果是在前牙區，即便有假牙的重建，還是有缺牙區的凹陷困擾，這時須採用齒槽骨墊高術來處理。齒槽骨墊高是患者的自體結締組織或自體骨的移植，或是用人工合成骨粉植入，給人飽滿的感覺，對口腔環境的清潔不無小補。

總而言之，牙周整形手術，是藉由處理口腔的軟組織及硬組織來達到牙周的美形效果。而所謂的美形，在牙醫界的審美觀中，就是牙齦要有貝殼形的輪廓，齦乳頭呈現尖形平貼著牙齦的側邊緣，如果牙齒周圍的組織有缺損，例如牙齦萎縮或是拔牙後牙齒出現塌陷情形，可施行手術將牙肉萎縮區補以其他區的牙肉組織，使牙肉軟組織再生，使牙床輪廓自然，在裝設假牙時可以讓人感覺不出有缺牙的情形，這就是牙周的軟組織整形的手術處理方式。

—— 牙周整形手術的成功率 ——————

　　任何美容手術，都會有個人主觀認知的存在，患者一定要多和醫師討論預期的結果。

　　牙周整形手術成功率會因缺損區的大小及手術複雜度而異，單純處理軟組織的成功率較高，牽涉到硬組織的部分，修復的難度高，還可能需要分階段處理。

牙周的雷射治療

　　牙周的雷射治療，是利用雷射機器射出不同波長的雷射光能量，來達到清除牙周囊袋中的細菌。

　　「雷射牙周治療會痛嗎？需要麻醉嗎？一次療程有多長？」這些是想接受牙周雷射治療朋友常有的疑問。

────── 雷射治療應視囊袋狀況而定 ──────

　　治療如果是使用在 5 毫米之內，傷口較淺的囊袋，是比較不會感受到疼痛，可以不需要進行麻醉，最多只會感到在可容忍範圍內的些微刺痛感。

　　這種雷射療程會比一般傳統的療程短，原因在於雷射治療是將雷射能量送到囊袋中做殺菌的動作，所需的復原

期較短；如果是用人工刮治會需要 4-6 周以上的復原期，雷射治療可能僅需 4 周就能有明顯的復原效果。

傳統治療與雷射治療的差異

如果需治療的囊袋中有結石或有粗糙面，我會建議施行傳統人工刮治，會有較好的預期結果。因爲雷射手術治療如果不把牙肉翻瓣掀開，是無法將牙結石清乾淨，甚至是要花比人工刮治更長的時間，才能將結石清除。所以一般來說，我會建議以傳統刮治爲主先做清潔，再用雷射爲輔來控制牙菌斑。

牙周雷射治療可以刺激骨再生嗎？的確曾有這類的報導；但在國際研究文獻中的認同度並不高，牙周雷射治療是否可以在翻瓣的過程中，藉由手術來刺激骨再生？這是有待商榷的。

牙周病傳統治療

是藉由醫師的手與超音波的結合，來清除牙根上附著的異物，包括牙菌斑、牙結石、毒素等等。

雷射治療

基本上，是可以將牙菌斑殺除，得到臨床上的改善，

但是如果要用在清除牙結石，以不翻瓣（非手術）的方式
治療的話，其效率不高。因為有觸感判斷的誤差性存在，
如果結石無法有效去除，會影響牙骨質上毒素的累積。所
以雷射治療如果是用於清理較深的囊袋或較粗糙面，則效
果會遠遜於傳統刮治；也因為結石無法被完整清除，會導
致復發的機率變高。

　　結論是，傳統人工刮治手術，其實就已經得到非常好
的結果，只是人工刮治會需要上些微麻藥，疼痛沒字面上
的「刮」字聯想地那麼的痛。

有待商榷的雷射治療牙周病

　　雷射在軟組織上的處理，經初步的研究顯示具有幫助
止血及減少術後疼痛的特點，因而雷射在美容方面的應用
已成為當今流行的趨勢。但是雷射用在牙周病治療上卻有
待商榷。

　　因為用雷射治療牙周病，不但會有去除發炎的假象，
也會產生「治標不治本」的結果，因為治療牙周病畢竟要
將牙根附著物，徹底的清除才是治療之本。同時也要藉此
提醒讀者朋友們：

—— 雷射產生的副作用 ——————————

　　雷射能量對硬組織如齒槽骨、牙根表面及牙本質，不但沒有清潔整平的效果，若雷射使用選擇不當，特別在未翻瓣的手術模式下，還會造成表面熔化、粗糙和碳化等負面效果，甚至會延緩硬組織之癒合。所以對於誇大不實的廣告，要仔細判斷，千萬不要盲從，而造成自身健康的損失。

植牙的失敗
很可能是忽略了先治療牙周病

　　植牙的價格不菲，患者相對要求較高，一旦出了問題沒妥善處理，就很容易造成醫病糾紛。曾有調查報告，牙科診療糾紛中，植牙排名第一，甚至有病人因為植牙失敗而提起訴訟。我要再三強調的是：植牙的失敗，其中一個原因，很可能是忽略了先治療牙周病！建議國內為數眾多的牙周病患者，除非是牙周病治療成果不佳，或有不適合保留的牙齒時，我才會建議在牙周治療中拔牙或在治療後植牙。

　　針對缺失牙的部分，如果以不影響鄰牙的診療思維來切入，植牙的確是缺失牙的最好的替代方案，尤其當需要全口重建的時候。大量植牙可以將植體穩固連結在一起，使基台不容易動搖，如果是單顆植牙，可能會產生與鄰牙縫隙過大的問題。

　　當務之急是建立民眾對植牙的正確認知，一定要愼選
醫師及植體，愼防二次植牙的可能性。因爲植體拔除後，
骨質的緻密度會改變，第二次植牙的效果絕對不能與第一
次相比，所以不能用「定期換車、比較安全」的邏輯來思
考植牙的選擇。植牙的終極目標是「陪你一輩子」，若比
喻自然牙是堅固耐用的木造房子，那人工植牙就是一棟所
費不貲的高級豪宅。要如何讓患者覺得所付出的「價值」
與得到的「品質」成正比，是牙醫師要做的審愼思考。重
點是醫生與患者間是否有做出有效溝通，例如植牙也依然
會有罹患牙周病的風險等等觀念的告知，不要讓患者有錯
誤的期待，將價格轉換成價值。

如何判斷建議是否出自商業利益

　　坊間有些醫師，採取「以量制價」的模式來做植牙，
這是商業行爲，低價植牙的促銷手法，對患者是受益者或
是受害者？值得大家深思。當醫師提出植牙建議時，病人
不妨反過來詢問：

有沒有成功案例可以提供

　　「微創手術」是極少數的案例，如果被醫師拿來作主

打，表示有誇大的嫌疑。患者可以藉由發問的方式，來觀察醫生的態度，醫生說話時要有自信，但如果是過度的自信，則要小心評估，求多、求快，都易有詐。

請親朋好友介紹已有好口碑的醫師

患者本身要多方取得客觀資訊，而醫者要有自律地提供完善的售後服務，才能減少醫療糾紛的可能性。

──── 一定要認清的觀念 ────────

人工植牙是「幫助」自然牙的不足，而不是「取代」自然牙！「尊重自然牙」的態度，是每個牙醫師都應具備的醫療道德。

正常使用下自然牙的牙根應該比人工牙根耐用，在優先保留自然牙的牙根前提下，牙醫其實應該先考慮假牙贗復，牙橋類似的技術，也都已是百年經驗，很經得起時間的考驗。

如果以上方法皆行不通，才考慮最後手段──拔牙！拔牙其實是製造新的問題，而不是解決問題，因為會產生

牙骨牌效應，造成「缺一齒、倒整排」的窘境。除非真不得已，牙齒已經蛀透、根管病重、根管斷裂必須拔牙，才需來考慮人工植牙的問題。

造成 35 歲後掉牙的主要原因，不是蛀牙、不是老化，而是牙周病！植牙雖可能是取代缺牙最好的醫療方式，甚至可以幫助虛弱的自然牙，延長更久的使用時間，但如果缺牙的主因是牙周病，在還沒有治療之前就植牙，就像把豪宅蓋在地質正在流失的山坡地一樣。

沒有先打好地基、整治改善環境就貿然蓋房子，未來很有可能會因為牙周病而造成植牙的併發症。因為如果沒有控制好牙周病，植牙也只是處理表面現象，而且牙周病患者得到植體周圍炎的比率較高，甚至影響到原本的自然牙；這也是植牙牙周炎，會造成植牙失敗的主因之一。

不少患者以為：植牙的植體是鈦合金很堅固，上面裝的又是假牙，就像裝了「金剛不壞之身」牙，所以就沒什麼好擔心顧慮了，事實上，我再次呼籲：如果有牙周病沒有先做治療，植牙真的就像是在鬆軟不實的地基上蓋房子，會花了大錢又做白工。

植牙前的七大檢視

- 有沒有牙周病史？缺牙的原因？缺牙已有多久時間？
- 有沒有配戴活動假牙經驗及口腔手術經驗？
- 有沒有糖尿病、高血壓、心血管疾病、心律不整、肝腎疾病、藥物過敏、麻醉後不適等病史？
- 有沒有最近的就醫紀錄？或健康檢查報告？
- 有沒有服用下列相關藥物？

  a. 抗凝血劑（阿斯匹靈 Aspirin、保栓通 Plavix、可邁丁 Coumadin、銀杏、當歸等）

  b. 骨質疏鬆治療藥物：雙磷酸鹽類（如福善美 Fosamax 等）
- 有沒有抽菸習慣？若有，已經抽了多久？每天的抽菸量為何？
- 最近有沒有懷孕或長期出國的計畫？

資料來源：臺灣牙周病醫學會

以植牙來填補缺牙之後，並非一勞永逸，更需做到良好的口腔清潔與定期回診，才能確保植牙的健康。

如何提高植牙成功率

- 個人身體健康的維持與好習慣的養成。
- 口腔環境優良，控制牙周病、牙齦炎。
- 牙床軟硬皆宜，不需太遷就現狀。
- 尋找值得信賴的植牙醫師，以保手術精確執行。
- 假牙製作精良，需好清、好咬。
- 口腔清潔要確實，做好居家照護、定時回診。

鈦金屬植牙

以科學家對金屬的研究發現，鈦金屬可以在人體內放置長達 40 年之久，是最不會造成人體排斥的金屬。

1990 年代後鈦金屬植牙開始盛行，因為植體本身就有相對高造價的成本，為了增加收益，植體廠商會主動開設課程，邀請牙醫師進修習技，並誘使醫師選用鈦金屬植體，間接造成植牙技術的遠播；另一方面，牙醫師間也有來自同儕的壓力，看著其他人享受著植牙帶來的高利潤時，心裡一定也想擁有同樣的能力及好處。

　　不可否認的是植牙的高所得，已讓牙醫師成為美國醫師薪資收入第一的行業，在種種相互加乘的效益下，使得「植牙」這個概念蔚為主流，變成牙醫師們不得不學會的一門技術。在台灣，植牙的技術通常是牙醫學院畢業後，才有機會習得，由於學習的管道選擇多，加上後續把關的機構也琳瑯滿目，使得台灣針對植牙證照控管這一環，相對的不健全。

自然牙與植牙的比較

● **疾病的產生**

　自然牙有蛀牙、牙髓病、敏感及牙質脆弱的可能性，植牙則沒有。

● **牙周病發病風險**

　80％的自然牙齒需要 30 年以上才會發病，50％的植牙需要 3 個月以上才會發病。

● **牙周病治療效果**

　自然牙較可預期，植牙則較難預期。

● **牙齒拔除**

　自然牙拔牙過程較容易，傷口小，容易清創；植牙

則過程較困難，傷口大，很難原地重建。

● **牙齒受力情形**

自然牙有牙周韌帶形成的懸吊系統，作為緩衝可避開過度的受力；植牙會因沒有緩衝的結構，直接硬碰硬。

● **齒列不正**

自然牙可以藉由矯正移動到理想的位置；植牙若歪斜無法靠矯正拉正。

● **缺牙後的舒適度**

自然牙如果是缺一顆牙，靠牙橋的修復可以得到和植單顆牙一樣好的舒適度；如果是缺多顆牙，就需依賴活動式假牙（大範圍牙橋），舒適度就會降低。植牙在缺牙區方面的運用則比較多元，可以植單顆牙，或是間隔植牙做牙橋用，舒適度會比活動式假牙（大範圍牙橋）來得好，只是要多花時間清理牙齒縫隙。

● **牙周美容需求**

自然牙的患者通常已習慣自身牙齒的樣貌，比較不會有太嚴苛的標準，如果要做牙周美容手術，例如

牙冠延長會比較容易執行。

植牙因爲血液循環不如自然牙來得好，如果要執行牙周美容手術或牙周對稱調整會比較不容易，就有可能必須運用人工牙齦來達到目的。

● **經濟需求**

自然牙除非需執行牙周、矯正、贋復等手術才會有較高的費用支出；植牙若是骨質及牙齦的條件較差者，尚需要額外花費將骨質及牙齦的環境預備好。

● **未來配件支出**

植牙產品一直在推陳出新，如果使用得宜，植體一用可達數十年，但萬一上部結構的螺絲斷裂需要維修，假設需要更換的是十年前的配件，有斷貨的可能性，建議要選擇貨源穩定的植體供應商。

● **風險管理及副作用的可能性**

自然牙風險一般，植牙則風險較高，因爲可能處理上顎竇以及下顎神經管時會產生問題。

植牙風險及副作用

● 身體個別反應

術後疼痛、腫脹、瘀青。

● 手術意外

神經受傷，出血失控、鼻竇入侵。

● 術後改變健康

植牙產生牙周病（植體周圍炎），造成功能問題如不良咬合、假牙鬆脫、螺絲斷裂、烤瓷脫落，易塞食物、不易維護清潔。

● 不美觀

牙肉及骨頭流失，產生不美觀的假牙太長或透色等現象。

牙齦萎縮

造成牙齦萎縮的原因，主要有：

- 生理性的原因，是隨著年齡的增長，牙齦的膠原蛋白會減少，就像臉上的皮膚會有皺紋的增加一樣。

- 病理性的原因造成萎縮的速度緩慢而讓病人沒自覺，原因是疾病的發生過程，例如牙周病，會造成牙齦在抗衡疾病的過程中，以萎縮的方式來做自體修復，萎縮的速度會因病情而異。

- 刷牙的動作不正確所導致，許多朋友刷牙時沒有使用正確的力道，角度也不對，沒有選用正確的刷毛而造成牙齦萎縮。特別是東方人的牙齦較薄，刷牙時要更小心。

- 牙齒的排列不整，造成有些牙齒特別突出，例如位於轉角處的犬齒，因爲解剖學上的特性，牙齦特別

容易萎縮。

已經萎縮牙齦的改善

病患可先評估是否已造成困擾，牙齦些微的萎縮是沒有關係，只要牙齦是健康的，不要有疾病的發生即可。但是如果已有這四種狀況，可以考慮針對牙齦萎縮做改善：

美觀區的萎縮

當開口說話或微笑時，牙齒的美白與否之外，牙齦的形態與高低，攸關給人的第一印象，因此美觀區或與其他區域牙齒的不協調，可以藉著牙根覆蓋手術來做改善。

因為牙齦萎縮不敢刷牙

如果因爲牙齦萎縮反而不敢刷牙，使得牙垢增多形成牙菌斑生長的溫床，也會建議用牙根覆蓋術，來讓清潔工作更容易完成。

牙根齲齒

有些人因爲口腔內的細菌特殊，使得牙根特別容易蛀牙，這種牙根的萎縮也可以用覆蓋術來控制萎縮的情形。

牙根敏感

因爲牙根裸露，儘管已保持良好清潔，仍有敏感現

象，只好考慮用牙根覆蓋術。

當痠痛感無法改善

若因牙齦萎縮造成的痠痛感，長時間都沒有復原，或是已經塗抹含氟或是含草酸類等等的藥物，也都無法改善可以用牙根覆蓋術來減少痠痛。

假設最糟的狀況發生，牙根的敏感已經讓患者無法忍受時，牙醫會先測量神經的活性，如果已經超過正常值，就會以抽神經的方式來止敏感，如果牙髓活性是在正常範圍內，就不會考慮此方式執行。

────── 牙齦萎縮後的清潔注意事項 ──────

- 萎縮區域的牙肉是比較薄的，刷牙時牙刷要儘量維持 45 度角，力道也要溫柔，判斷的方式就是牙肉的血色有稍微的變白，就表示力道已足夠。

- 清潔位於轉角處的牙齒要更小心，因為位置特別突出容易用力不當而造成牙肉萎縮，小心用牙刷的邊

緣清潔即可。

- 要注意牙齒位置及清潔力道，因為年齡增長而導致的牙齦萎縮是生理性的自然現象，其實不需要特別做改善，即使是執行牙根覆蓋術，其效果也是有限。

第四章

解開牙周病的迷思

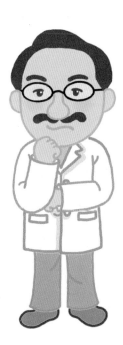

　　牙周病的細菌，不是因為被傳染而得，是會有發病基因的宿主，本身的細菌經累積到一定的量之後，其中某些菌種會有破壞組織的能力，才會造成支持組織被吸收或流失。

　　很多人認為火氣大時就會產生牙周病，但會造成火氣大的原因，包括生活壓力、睡眠問題、旅遊時差的轉換、加上疲勞等等，導致抵抗力變弱。是因為抵抗力的變弱，才會讓牙周病變得更嚴重，根本上是因為抵抗細菌的能力變差的緣故，而不是火氣的問題。

牙周病不用治療嗎

　　很多人會無所謂的說：「反正牙周病是無法治癒的，又不會死人，習慣了就好，何必花錢又浪費時間去做治療。」請問一下：「如果人都無法免於一死，那生病時又何必要去接受治療？何不等死就好了？」

　　其實很多的疾病，即使是最常見的感冒，也可能無法治癒，但是我們都希望活得有品質，所以一定要去面對，即使是小如肉眼不可見的牙菌斑，都要積極預防及治療。我認為只要適度的定期檢查，建立正確的口腔衛教觀念，牙周病當然是可以被控制的。

牙周治療花錢受罪又不會好

　　錯！要有效治療牙周病，如果牙周炎嚴重已達中度以上，我建議：

- 找大醫院的牙周病專科，或是已獲得臺灣牙周病醫學會訓練認證的機構，才會比較有醫療上的保障。

- 如果是一般開業診所，則要找有牙周病專科訓練學位，或已獲得臺灣牙周病醫學會訓練認證的醫師來做治療，牙周病友應可獲得滿意的改善。

牙周病只要洗洗牙就可以了嗎

很多人以爲牙周病的治療，只需要洗洗牙就夠了，殊不知洗牙只能清除牙齦以外的牙菌斑跟牙結石。超音波洗牙機可被稱之爲「齦上之王」，可治標；「齦下之王」則是手動清潔，可治本，所以一定要雙王共治，才能長治久安。

即便天天早晚刷牙，使用漱口水，甚至定期洗牙，都還是無法根除躲藏在牙齦裡面，最接近骨頭末端的牙周病細菌。洗牙充其量只能減緩細菌孳生的速度，唯有實行牙周手術做翻瓣後清除根部的細菌，才能做有效的控制。

關於天天在用的牙膏

　　這五十年來，牙膏的發展有很大的進步，特別是牙膏加上氟之後，針對蛀牙的控制可以更有效。臨床上我也都會建議患者：「在年輕的時候，就要好好使用牙刷及牙膏來控制蛀牙。」

　　近年來牙膏的成分又推陳出新，加上了新成分如草酸類等等，不但可以控制蛀牙，還可以針對牙菌斑、牙齦炎、牙結石、紓解牙根敏感及美白等等，還有些新成分可以幫助降低口腔異味。有些牙膏可以產生很多泡沫，讓人誤以為泡沫多就已經達到清潔的效果，其實牙膏如同漱口水，都只能是口腔清潔中「輔助的配角」，主角還是要交由牙刷類來擔綱，必須由牙刷將牙膏帶到牙冠內，才能發揮牙膏真正的清潔效果。

牙周病牙膏有效嗎

　　號稱對牙周病防治有效的牙膏，讓一般民眾遇到牙齦出血，懷疑自己有牙周病時，都會自行去藥妝店購買宣稱對於牙周病有療效的牙膏，且因兩大市佔品牌廝殺激烈，讓有些患者還真在診間問醫師：「我該選哪個牌子的牙膏才比較有療效？」所謂的療效，不外乎就是藉著刷牙的過程去控制外觀上的牙齦發炎、牙菌斑的生成，或是減少裸露牙根的敏感度。

────── 不要過度依賴牙周病牙膏 ──────────

　　我會建議，不要過度依賴牙周病牙膏，甚至以為可以不用去看醫生，長期使用就可以解決牙周病問題。要解決牙周病還是要由醫師來做專業判斷和診治，牙周病牙膏只能是輔助或是做診治後的保養使用。

牙膏越貴的越好嗎

市面上許多牙膏會強調多種不同的功能，塑造出只要一條牙膏就可以搞定牙周病的形象，這其實只能說是「一種遐想」，許多直銷體系販售的牙膏會強調療效的噱頭，但說實在的，牙膏不需要非常複雜的成分，只要可以有助於控制蛀牙、口氣清新，或是有特別針對牙齦炎及敏感牙齒的效果即可。

牙膏擠得越多越好嗎

許多廣告都是將牙膏的量擠出約與牙刷刷頭等長，其實這樣的用量太多了，多數的時候，牙膏不是掉在洗手槽或是無法有效被利用，反而浪費。其實牙膏必須與刷毛作用起泡沫，才能產生最大效果，所以建議是將牙膏擠進刷毛內，不但不會浪費也可以加速起泡速度。

泡沫越多越好嗎

牙刷即使是與清水共用，也會有泡泡，牙膏是因內含芳香劑及界面活性劑，所以起泡沫的能力更強，刷牙的目

的在於能達到清潔的效果，適可而止的使用牙膏就好。

　　有病人會問：「不使用牙刷的話，單用手指塗抹牙膏在牙齒上，再漱口吐掉，保護作用會不會更強效些？」其實這等同是用漱口水的效果，並無法真正達到清潔的目的，還是必須使用牙刷與牙膏配合才行。

功能性牙膏與使用對象

	一般民眾牙周病患者	植牙	正在治療牙周患者
防蛀牙膏	稍可助益	不需要	可有可無
抗敏牙膏	稍可助益	不需要	稍可助益
抗菌牙膏	稍可助益	多有助益	稍可助益

漱口水的原理

是藉由成分中的化學藥劑，來接觸牙齒表面及口腔黏膜，達到 12 小時左右的抑菌效果，但前提是牙齒要夠乾淨，才能有較長時間的保護。

一般我會建議患者在手術治療後，傷口還很脆弱時使用漱口水來做殺菌的輔助，有些漱口水會宣稱有治療牙菌斑、牙齦炎的效果，嚴格來說所謂治療的效果，是有些誇大的。但是漱口水的確是可以抑制牙菌斑的生長速度，如此也就可以達到減緩牙齦炎的效果，不過都是治標不治本。所以如果懷疑有牙周病的前兆，還是要趕快投醫才是明智之舉。

────── 要在在提醒讀者朋友 ──────

　　標榜可以防治牙周病的牙膏及漱口水，使用前提，一定還是要配合牙刷及正確的刷牙方式，才能維持抑菌的效果。

漱口水的成分

　　漱口水有一個成分，已獲得美國食品藥物管理局的認可，Chlorhexidine 在一定的 pH 值及酒精濃度之下，可以有效的控制牙菌斑的生長及降低牙齦炎發生的可能性。另一類是精油類的漱口水，例如李施德霖出品的漱口水，這兩種成分都被證實在控制牙菌斑及牙齦炎上有效果。

　　漱口水在生活的運用上，是一般口腔的維護可以做輔助清潔用，但是要切記千萬不要只用漱口水清潔，這是絕對不夠的！應該是要在做好牙齒清潔後，輔以漱口水做牙齒表面的保護膜，讓牙菌斑不容易附著。另一方面的運用是在口腔手術治療後一段時間內使用，或也可運用在重病

臥床的患者，由於病人無法自理口腔清潔，可以藉由漱口水做細菌的控制。

 ── 不建議長時間使用

含 Chlorhexidine 的漱口水 ────────

因為長期使用漱口水，會造成口腔環境變化：

● 漱口水會全面性殺菌，也同時抑制了口腔正常細菌的生長，容易產生好壞菌的不平衡。

● 漱口水會影響舌頭的味覺能力，長期使用會連帶影響到嗅覺的正常運作。

● 長期使用漱口水會影響酸鹼值的環境，使鈣跟磷的結晶容易結合，反而更容易造成牙結石的累積。

● 會造成牙齒染色，在牙齒表面上會是淺褐色、而在牙縫中是深褐色的色素沉澱，有些類似長期抽菸及喝咖啡族群的牙齒外貌。

功能性漱口水與使用對象

	一般民眾牙周病患者	植牙	正在治療牙周患者
防蛀漱口水	稍可助益	不需要	可有可無
抗敏漱口水	稍可助益	不需要	稍可助益
抗菌漱口漱水	稍可助益	多有助益	稍可助益

牙齒的填補物：銀粉

　　在人類史上，用銀粉來做牙齒填補物的歷史，已經超過一百年，即使是愛因斯坦，也曾經用銀粉來填補牙齒。

　　曾有民眾說：「把口中的銀粉移除後，多發性硬化症就改善了。」但是經過食品藥物管理局的研究，其實銀粉與多發性硬化症，或其他神經性疾病，並沒有這樣的關聯性。銀粉填補物會不會造成過敏反應？根據研究顯示，所謂的過敏反應，其實跟家族性遺傳的體質有關，可能會在皮膚上產生輕微的過敏現象，幾周內就可以有明顯改善。

銀粉填補物的正確認知

- 銀粉是安全的，是目前全世界用於牙齒填補物中使用率及普及率最高的材料，目前的研究中，尚無因使用銀粉而產生身體異狀的資料。

- 銀粉成分中除了銀、銅、鋅之外，的確含有少量水銀的成分，主要是因為水銀可以幫助銀銅鋅做更穩定的結合，成為更硬的鈍性金屬。雖然填補過程中會釋放出少量的水銀蒸氣，不過這樣的少量氣體，並不會對人體造成影響。

- 目前在後牙的填補物中，銀粉仍是最能被長久使用的材料，而且硬度最高、最能提供咀嚼所需要的摩擦力道。

- 水銀在日常生活中，是會正常發生的物質，可能存在於水、空氣、食物中，人體是可以容許少量的水銀劑量在體內並存的。根據研究，我們每日攝取的食物中所含有的水銀劑量，其實大於口腔中的銀粉填補物。

綜合以上這些論點，銀粉其實是安全度高的牙窩洞填補物。

────── 除非銀粉的填補物已使用多年 ──────

　　提醒大家，除非銀粉的填補物已使用了很多年，有磨耗過度的現象，或是為了重新製作假牙，或是有身體過敏的反應，不然銀粉其實不需要特意的移除。因為移除的過程，很可能會再傷害一次牙齒，產生更多汞蒸氣。

　　現在已經發展出許多不同的填補材料可供選擇，如果想要更美觀、更接近牙齒顏色的外觀，可以詢問牙醫師是否可以提供銀粉之外的材料，比如陶瓷樹脂、黃金。但如果是針對後牙區，有較多的咀嚼動作需要較硬的材料，還是建議要與牙醫師多討論，同時也有預算上的考量，自費選用陶瓷或黃金嵌體的材料，費用就會相對的比較高。

　　因為如果病患選用的是銀粉或樹脂，就可以直接填入牙窩洞，如果選用的是黃金或陶瓷，就必須送到技工所運用電腦先做輔助切割，完成嵌體，等待完成所花費的時間，也會有所不同。

第五章

療程後的病人功課

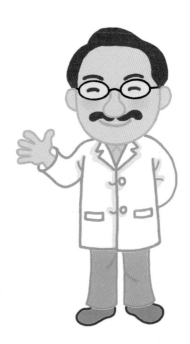

　　牙周病及早經過適當治療，可停止惡化，進而避免掉牙的後果。

　　基本上，病人要有健康的牙齦，才談得上牙科其他的治療，不論是補牙、補綴、植牙等等的修復，如果沒有先治療牙周病，就直接接受這些治療，是本末倒置。

繼續保持療效要做到兩件事

　　當牙醫宣布已經成功的控制了牙周病，這也意味著病人的牙周囊袋已經在 3 毫米以內、探測出血小於 10％、牙齒大部分穩固不會搖動。

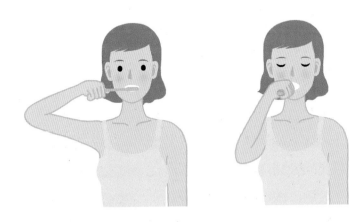

刷牙時牙刷刷柄要保持水平，不能有傾斜，如此才能施力正確。

──── 保持良好成效要做到兩件事 ────

- 確實做到居家口腔衛生。
- 定期回診，請專業牙醫師做檢查。

牙周病的治療成效，一定要患者與醫師共同努力，才能贏得這場與牙周病抗衡的持久戰，別忘了牙周病的致病菌，是時時伺機而動、會復發的。

更容易記憶的保健七口訣

我要分享七個自創口訣，來幫助患者們更容易記憶，戰勝牙周病的策略：

- **1縫，每天至少一次刷縫隙**
  關於縫隙的清潔，健康的年輕人只需用牙線，對於有牙周病或縫隙已經變大的老年人，就建議使用牙間刷及牙線並用。
- **2刷，每天至少刷2次牙**
  建議是早上一次晚上一次或是中午一次睡前一次

●3圈，清潔要清到三大圈

分別是外圈、裡圈、咬合圈。

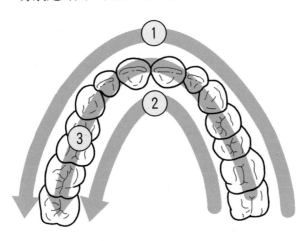

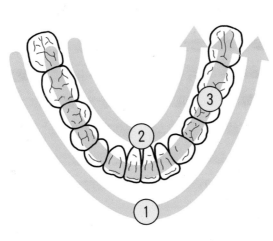

- **4 具，口腔清潔有四個必要的工具**

  分別是牙刷、牙間刷、牙線、牙膏，來做全方位控制。

- **5 面，每顆牙齒有五個面需要清潔**

  指的是外面、裡面、咬合面，兩牙相鄰的兩牙間面。

- **6 回，每六個月要回診一次**

  這樣的保養動作是不能省略或偷懶的，接受牙周病治療完成後的頭兩年，每六個月要回診照一次 X 光片，之後如果狀況穩定、控制得宜，則改為一年回診一次即可，除非又有出現任何異狀，則要立即回診。

- **7 位，牙弓有七個位置供牙刷清潔**

  7 個位置包括：後大牙、小臼齒、犬牙及側門牙、正門牙另一側、犬牙及側門牙、小臼齒最後兩顆、後大牙。牙刷刷頭最佳狀況是一次可涵蓋 2-3 顆牙，可交疊來做清潔的動作。

● 分 7 個區域的刷牙方式

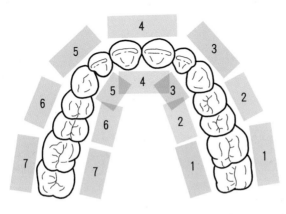

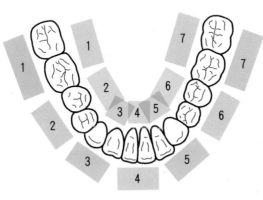

要落實的基本功

很多疾病的醫療，不是把病交給醫師之後，患者就沒有任何責任了；醫病間需要互信之外，醫囑的落實確切執行，才是最有成效的相輔相成。

牙刷大家每天都在刷，但是牙刷必須放在牙齒與牙齦間，以45度的角度來橫刷，或是朝牙齒方向刷，才能刷到牙縫、牙齒、牙齦之間的牙齦溝，避免牙菌斑藏匿在死角處，然後再搭配使用牙線、牙間刷來加強徹底清潔。這些大家有真的做到嗎？

口腔保健從潔牙開始，刷牙雖然不是唯一的步驟，卻是舉足輕重！牙齒有五個面需要清潔，除了鄰接面要依賴牙線和其他牙間清潔工具外，其中牙齒的外面（頰側面），裡面（舌側面）和咬合面接近80%的表面積要靠牙刷清潔，因此學會正確的刷牙方法，及選擇適當的刷牙工具是現代

健康族必備的常識。

　　食物殘渣和沒來得及清除、而被細菌利用所形成的「牙菌斑」的清除，是我們每天機械性刷牙的重點。光漱口沖水是不夠的，或是隨便用力刷幾下也不正確。

—— 去除牙菌斑必須要養成的刷牙習慣 ——

- 至少 10-20 下的全部牙齒刷動。
- 要以 45 度正確角度朝向牙齦清潔。
- 中等刷牙力量，會使牙齦稍泛白或刷毛稍向外展。
- 以畫小圈圈或來回小幅度移動，類似按摩式的動作來刷牙。
- 從牙齦與牙齒接觸地方，刷向咬合面，才可有效清潔而達到預防蛀牙及牙周病，且不至於造成牙齦與牙齒的傷害。

　　任何習慣的養成，需要學習和耐心，可是對於時間急迫繁忙的上班族、或是牙刷姿勢沒受過指導的朋友，或手

動刷牙不便的老人、患有關節炎的病人，或帶有矯正器的患者等等，電動牙刷就成了他們的不錯選項了。

我們口腔內致病的細菌，在不受干擾情況下 3-4 個月生長後會達到高峰，因此每半年應定期找牙醫師檢查。尤其是出現刷牙時會有流血、腫痛……警訊時，要及早就醫。

飲食要均衡、睡眠要充足、保持作息正常、避免熬夜、不要抽菸，這些提醒讀者朋友別說老生常談又來了，實證醫學上證明，這樣的生活習慣養成，對提升自己的免疫力不但有幫助，還能抑制牙菌斑的孳生。

當然及早矯正牙齒的問題，有磨牙習慣或缺牙後沒有重建的朋友，會造成牙齒位移，咬合不正，這些都會加速牙周病的惡化。

關於餐後刷牙

如果用餐時選擇酸性食品或飲品，就會讓口中的 pH 值下降，需要一些時間才能回到口腔中的中性或稍微偏鹼的 pH 值約 7 左右的平衡狀態。

搭配用餐的酸性飲品，比如可樂，就算是強調低糖的

可樂，一入口，都可以將口中酸度提高到 2.5 倍，甚至更高，形同直接拿媽媽們廚房烹調用的醋來喝一樣。這樣的酸性會短暫地造成牙齒脫鈣，這也就是牙齒蛀牙的開端。因此建議大家，用餐後 30 分鐘，先讓口腔唾液的酸鹼度回到正常數值，再進行刷牙就比較能避開加重脫鈣現象的可能性。

 —— 什麼樣的口腔清潔習慣比較好 ——

- 如果這一餐，有酸性食物或飲料，如可樂、沙拉、蘇打飲料、運動飲料等等，用完餐後，先用清水漱口來中和口中酸鹼值。
- 也可使用漱口水，因為漱口水除了可以中和酸鹼值外，還可以預防牙菌斑附著在牙齒上。
- 嚼食無糖口香糖，也不啻為一個可行的方法。

看似簡單的刷牙，
你刷對了嗎

刷牙，絕大多數的朋友是從小刷到大，有人一天還不只刷兩三次，重點是整個刷牙過程「雙手並用對了嗎」？

牙刷的刷頭

不要頭型太大的牙刷，要使用頭型小的，才能較容易清潔到最後一顆牙齒。頭型大小要不超過整個牙弓的三分之一長，最好是只涵蓋到 2 顆牙、最多 3 顆牙的大小。但是有些成年人會選用兒童用牙刷，我覺得也是過猶不及，反而可能花費過多的時間做清潔。

刷牙的動作一定要小

就像是原地打轉一樣，讓刷頭原地做圓形的顫動，千萬不要像刷皮鞋一樣大範圍的左右拉鋸，尤其是在牙齒與牙齦的相交處，不然有可能會造成牙齦後退。

雙手並用

建議雙手並用，可以用右手刷左側、左手刷右側，這樣刷牙的力道可以比較平均。

要張開口刷牙

在燈光充足的鏡子前，看清楚張開口的牙齒，如果閉著口刷，有可能會將上排的細菌刷到下排來，刷來刷去細菌都還是在嘴巴中。

不要斜拿握柄

要持平或垂直，才是正確。握柄尾端的中心點在前牙區是在左右兩邊，在後牙區或咬合面是在正前方，如果握柄位置離開了左右兩邊或正前方，就表示握柄拿偏了，清潔的效果就會大打折扣。

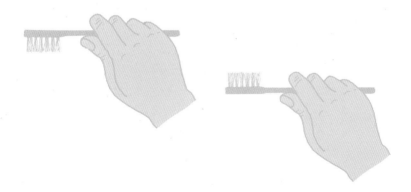

按部就班一顆一顆接著刷

因爲跳躍式的刷牙，很可能會造成遺漏，每顆牙齒都是寶貝，漏刷了哪顆都不行。

力道要輕巧

壓迫的力道可依牙齦粉紅色稍微翻白作爲判斷，是比較標準的力道，太重的話，刷毛很有可能在一個月甚至幾天內就會岔毛。

不要以垂直的角度接觸齒面

要以 45 度斜角伸進牙齦溝，才不會傷害到牙肉，是最有效的清潔角度，也能減少牙刷的磨耗。

「過」與「不及」的錯誤觀念

　　爲數不少的朋友，對於口腔清潔都難免有些錯誤的觀念，不是「過」、就是「不及」，我從觀念的錯誤及操作的錯誤來和大家溝通：

沒有進食就不用刷牙 vs. 吃完東西一定要馬上刷牙

　　即使沒有進食，口中的細菌與唾液還是會與食物殘渣形成牙菌斑，特別是晚上就寢時，唾液不流動，牙菌斑的增加速度就越快。所以起床後即使沒吃早餐，還是要先刷牙。

　　關於吃完東西一定要馬上刷牙這件事，我會建議先判斷剛食用的是否含酸性食物或飲品，是會造成口腔酸鹼值變酸的嗎？如果是的話，可以先漱口，過 30 分鐘後再進行刷牙的動作。

隨便刷有刷就好 vs. 刷越久越乾淨

由電動牙刷的自動設定來看，要刷到 2 分鐘才夠，如果是手動刷牙則需 3 分鐘。有許多人刷牙只爲求心安，隨便刷個幾十秒，就以爲足夠了。另外一些人以爲拚了命用力刷才是王道，不刷滿 10 分鐘不過癮。其實以上兩種狀況都是錯誤的示範，刷牙的重點應該放在刷牙的動作、角度、次數，而不是單看時間長短來判斷。

只要電動牙刷 vs. 只要手動牙刷

只依賴電動牙刷也不好，如果對於生活忙碌的現代人只用手動牙刷，也是少了一項可以快速使用的工具。例如電動牙刷可以補強手動刷牙較不易刷到的內側牙齒角度，所以如果運用得宜，電動及手動牙刷是可以相輔相成的。

漱口即可 vs. 只刷不漱

兩者皆非，很多人以爲口中的清潔是只要把口中殘渣漱掉即可，其實大家不知道的是牙菌斑有極強的黏性，輔以一些時間，牙菌斑的累積程度是沒法只用漱口去除。刷牙時要注意，累積到一定的唾液量，就要將含有殘渣的唾液吐掉，很多人是刷到最後才漱口或是只刷不漱口，這樣的話細菌沒有被帶出體外，還是一樣在口腔中伺機而動。

沖牙機 vs. 牙刷

很多人過度依賴沖牙機，沖牙機的確是可以將剛附著上去的牙菌斑沖脫下，但是對於已經累積一段時間產生黏度的牙菌斑來說，是沒有太大效果的，還是必須仰賴牙刷來執行。

牙周病真的會要人命

當讀者朋友看到這裡，您清楚我要傳達給大家的一個新理念了嗎？

 —— 牙周病是系統性疾病的幫兇 ——

從另一個角度來看「要命的牙周病」，是形容一旦牙周病發生，就是一個需要長期抗戰、非常折騰的疾病。

除了要花錢消災、受罪之外，又有徒勞無功的可能性，身為臨床經驗豐富的牙周病專科醫師，在此我一定要鼓勵牙周病的患者朋友：治療的過程是短暫的受苦，保持口腔衛生則是一生的承諾，儘量以輕鬆的心情面對疾病，

用積極的態度治療疾病，如果罹患牙周病，千萬不要氣餒，尋求正確管道就醫，您也一樣能享用美食、且不影響到生活的品質。

附錄
牙周病醫學會審核的專科訓練機構

台北市

台北榮總口腔醫學部牙周病科
台北市北投石牌路二段 201 號

台大醫學院附設醫院牙科部牙周病科
台北市常德街一號

三軍總醫院牙科部牙周病科
台北市內湖成功路二段 325 號

台北醫學院附設醫院牙科部牙周病科
台北市吳興街 252 號

台北長庚紀念醫院牙科部牙周病科
台北市敦化北路 199 號

國泰綜合醫院牙科部牙周病科
台北市仁愛路四段 280 號

財團法人新光吳火獅紀念醫院牙周病科
台北市士林區文昌路 95 號

新北市
財團法人慈濟綜合醫院牙周病科
新北市新店區建國路 289 號

桃園縣
長庚紀念醫院林口醫學中心牙周病科
桃園縣龜山鄉復興路 5 號

新竹市
臺灣大學附設醫院新竹分院
新竹市經國路一段 442 巷 25 號

台中市
台中榮民總醫院牙科部牙周病科
台中市台中港路三段 160 號

中山醫學大學附設醫院牙科部牙周病科
台中市建國北路 1 段 110 號

南投縣
南投佑民醫院牙科部
南投縣草屯鎮太平路一段 200 號

彰化市
財團法人彰化基督教醫院牙周病科
彰化市旭光路 235 號 2 樓

嘉義縣
長庚紀念醫院嘉義分院牙周病科
嘉義縣朴子市嘉朴路西段 6 號

台南市
成功大學醫學院附設醫院牙醫部牙周病科
台南市勝利路 138 號

奇美醫院牙科部牙周病科

台南市永康區中華路 901 號

高雄市

高雄醫學大學附設醫院牙科部牙周病科

高雄市三民區十全一路 100 號

高雄榮民總醫院牙科部牙周病科

高雄市左營區大中一路 386 號

長庚紀念醫院高雄分院牙科部牙周病科

高雄市鳥松區大埤路 123 號

財團法人義大醫院牙科部牙周病科

高雄市燕巢區角宿里義大路一號 2 樓

國家圖書館出版品預行編目(CIP)資料

牙周病，真會要人命 / 林保瑩作.-- 初版. --
臺北市：大塊文化，2013.11
　　面：　公分.--（care；29）
　　ISBN 978-986-213-469-6（平裝）

　　1.牙周病

416.946　　　　　　　　　　　　　102020654

CARE

Good Care ,
Good Living

CARE
Good Care ,
Good Living